¿QUÉ ES LO QUE QUIERES TÚ?

¿Qué es lo que quieres tú?

Lulú Ramírez

Este Libro fue impreso en los Estados Unidos de América.

Para pedidos de copias adicionales de este libro, por favor contacte con:

Palibrio
1663 Liberty Drive, Suite 200
Bloomington, IN 47403
Llamadas desde los EE.UU. 877.407.5847
Llamadas internacionales +1.812.671.9757
Fax: +1.812.355.1576
ventas@palibrio.com
350666

ÍNDICE

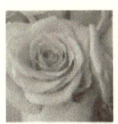

DEDICATORIA

Con amor y gratitud infinita dedico este libro a mis hijos,
Adriana María, Claudia Verónica, Adán Alfonso y muy
especialmente a Lourdes Sofía, quien fue el motor que
impulsó mis inquietudes hasta verlas hecha una realidad.
A mi esposo Adán Cota, por su comprensión y apoyo, a lo
largo de casi treinta años de matrimonio. A Julio Valle, mi
Mentor de Comunicación y a Ana María Garduño, quien
me ayudó a darle los últimos toques a mi inspiración.

Muchas gracias a todos

PROLOGO

¿Qué es lo que tu quieres? es un libro que nació cuando descubrí que en mi vida el tiempo pasaba, que viajaba en él sin darme cuenta, sin un plan de acción, siempre por inercia imitaba lo que los demás hacían. Terminé la escuela primaria y sabía que seguía la secundaria, luego tenía la opción de estudiar la escuela preparatoria o una Academia Comercial; opté por lo segundo para estar en posibilidades de ganar dinero lo más pronto posible. A los 15 o 16 años, en una ciudad tan bella como la mía, mi hermoso Obregón, Sonora, se vuelve tan importante para toda chica tener novio; es tan común que lo tengan. Entonces esa era realmente la meta que me tracé en esos tiempos, así como el fumar porque a esa edad entre jóvenes, te ves "tan interesante" y de inmediato eres aceptada por tu grupo. La verdad por más que lo intenté nunca aprendí a fumar, siempre me ahogada, simplemente no me gustó el efecto y rechacé continuar con esa experiencia. Al terminar la academia, sentía tanto miedo porque nunca había trabajado de empleada y mucho menos como Secretaría para algún patrón. Poco a poco me gustó tanto esto, sentí las ganas de seguir creciendo, de aprender más, de seguir desarrollándome profesionalmente.

Un día mí amiga Gloria, que era mucho más grande de edad que yo, ella tenía 32 años y yo como veinte, me comentó que estaba decidida a estudiar la preparatoria, en ese tiempo yo había escalado varios puestos de importancia en diferentes compañías, así que me contagió sus ganas de seguir estudiando. Las dos terminamos la prepa y me dio tanta nostalgia cuando no la volví a ver porque yo me cambié de trabajo. Las dos seguimos rumbos diferentes y ya no supe más de ella. Decidí realizar mis estudios profesionales, en la Carrera de Contador Público, esto lo hice en el turno nocturno, porque me había gustado tanto trabajar y ganar dinero que no quería dejar de hacerlo.

Cómo olvidar aquellos días de "chaperona" gracias a que en esos tiempos mi comadre Marycruz, estaba soltera y andaba de novia, nos fuimos a la ciudad de Los Mochis a un curso para Secretarias Ejecutivas, ese día, después de terminar las conferencias, decidimos bajar al bar del Hotel para relajarnos un poco, éramos tan jóvenes y la experiencia era tan nueva. Todas juntas llegamos al lugar, éramos como doce muchachas, yo siempre permanecí con un ojo al gato y otro al garabato, cuidando a mi amiguita porque su novio la acompañaba en el bar, se veían tan enamorados. De repente todo se iluminó, una especie de reflector jaló mi atención hacia el rostro de un muchacho guapísimo que recién llegaba al lugar, me gustó. Fue una grata sorpresa enterarme que era el hermano de una de mis compañeras del curso. En ese momento me di cuenta de que a todas las presentes, incluyéndome, nos causó la misma impresión, nos cautivó llamándonos poderosamente la atención. Cuando comenzó la música, todas conteníamos la respiración, yo quería ser la elegida por él y bailar toda la noche a su lado. Pasaron una infinidad de canciones, así lo sentí, y nada, él no se movió de su lugar. Esa noche la pasamos muy bien, todos participamos en bastantes juegos, como unos niños alrededor de la mesa nos reímos como enanos, en toda la velada nos mantuvimos muy entretenidos, disfrutamos del hermoso ambiente que entre todos habíamos logrado. Sin embargo, de alguna manera sin que yo lo pudiera evitar, de vez en cuando mis ojos se topaban con los ojos del hermano de mi compañera de curso, su carismática presencia nos provocaba a todas a acariciar la ilusión de ser la chica afortunada que llamara la atención de aquel galán. Fue hasta el día siguiente que lo volví a ver, él ya no se separó un instante de mí y fue así que me tocó ser la elegida y merecedora de las atenciones de aquel muchacho; con el cual me casé y formé una familia. Ahora tengo el privilegio de amar y educar a mis cuatro hijos que junto con mi esposo, son mi orgullo. Estoy tan agradecida por lo que me ha tocado vivir, he gozado cada momento del recorrido, he aprendido y valorado cada una de las etapas que me regalaron experiencia, madurez, sabiduría, comprensión, amor. Te invito a que descubras a través de este libro ¿Qué es lo que quieres tú? No importa el punto de vista que tengas: que seas padre, hijo, empleado o Patrón, que estés casado, con pareja, divorciado, soltera(o), que seas empresario, científico, médico, adolescente, empresario de los sistemas tradicionales o del mercadeo en red, que seas crítico social, que comulgues con valores sociales establecidos o no establecidos, que seas líder en tu comunidad, político, etcétera.

Con esta pequeña introducción y a lo largo de los capítulos posteriores trataré de platicarte lo que la vida me ha dejado en cada una de mis etapas, lapsos de tiempo que por supuesto todo ser humano descubre en el desarrollo de su existencia.

En este libro te comentaré mis fallas y mis aciertos, porque deseo desde lo más profundo de mi corazón, que aceptes mi humilde orientación para que salgas adelante de cualquiera de las situaciones que estés viviendo y aprendas de los errores y de las enseñanzas que la vida me ha regalado. Hoy te los quiero compartir. Recuerda ese famoso refrán "El que no oye consejos no llega a viejo" adelante amigo(a) la vida es maravillosa y te está esperando para que la disfrutes de una manera esplendorosa. Ámala, trata de sacar partido de las experiencias que aquí te comparto, recuerda que nadie más que tú, eres el responsable de guiar tu vida, de buscar siempre la excelencia para que la vivas de la mejor manera posible, para que siempre te sientas feliz y realizado(a). Para ello es necesario que entiendas, qué es lo que quieres tú, en todas las áreas de tu vida, debes luchar con toda la fuerza de que eres capaz, por alcanzar esos sueños. Recuerda que cada cosa creada por el hombre, con la cual hoy tienes contacto, fue concebida en la mente de alguien que supo perseverar hasta verla realizada. Tú no eres la excepción, puedes conseguir lo que te propongas. Estoy segura de que no debemos dejarle a la suerte solamente el destino de nuestros anhelos para que nos los realice. Te deseo éxito, sé que sólo depende de ti, de que te decidas para que lo logres. Tú eres el único ser capaz de direccionar el rumbo de tu vida hacia lo que realmente se encuentra en ella, es el momento justo para tomar acción. Busca en tu interior, mírate una y otra vez, date cuenta de lo que muy dentro de ti encierras y de lo que con el paso del tiempo has dejado ahí, esperando . . . este es el momento de dar inicio, decídete, ven, camina de la mano conmigo ¡Adelante amigo(a)!

CAPITULO I

EL ANALISIS

Analizando mi vida y comparándola con la de los demás, llegué a la conclusión de que el ser humano vive generalmente de acuerdo a los parámetros de vida que su entorno le provee, de que no está consciente de lo que quiere ni de a dónde va. Se deja llevar por el diario vivir, deslizándose en el vaivén de los hechos que percibe, aprovechando en las mayoría de los casos las oportunidades que se le lleguen a presentar, sin entender que es dueño de un sinfín de alternativas, de las cuales siempre se debe elegir la mejor, la que más te convenga, para sembrar un camino lleno de dicha y realización personal.

Yo soy un claro ejemplo de alguien que vivió en automático, siempre siguiendo instrucciones. Desde los seis años salí con buenas notas de la escuela porque esto enorgullecía muchísimo a mis padres. Después vino la secundaria, en donde viví mi adolescencia, a esta etapa la describiría como mi mejor época. Ahí descubrí la belleza de tener muchos amigos y amigas, sentí ese cosquilleo emocional que me provocaba el enamoramiento, cuando veía a aquel chico que tanto me gustaba y que con el paso de los años se convertiría en el esposo de una buena amiga. Cómo sufrí al final del tercer ciclo escolar por la incertidumbre de no saber, si aprobaría todas las materias para graduarme dignamente y saber si me entregarían el certificado que me acreditara como estudiante responsable y no decepcionar a mis padres de acuerdo a lo que esperaban que lograse. También viví la angustia por mis compañeras de estudio; las de mi "grupito". Cuando me enteré que varias de ellas no habían aprobado todas las materias, sentí tanto dolor porque sabía que inevitablemente se quedarían ahí, que no tendrían la oportunidad como yo, de seguir estudiando, que posiblemente tendrían problemas con sus padres, por no concluir "como se debe" esa etapa. Algunas lograrían pasar las materias y ¿cuántas no?

Aquel "mi grupito" se desvaneció en cuanto terminamos el ciclo escolar y todas tomamos rumbos diferentes, yo me decidí por estudiar la academia comercial, donde me gradué con honores. Esto me permitió colocarme en el Departamento de Contabilidad, de una Mueblería muy acreditada en mi ciudad. Precisamente ahí aprendí que en la escuela te preparan para las áreas técnicas de lo que puede ser tu trabajo, pero no te preparan para lo práctico, lo más sencillo, lo usual. Aún recuerdo cuando por primera vez tuve que usar una engrapadora, tenía miedo de apretarla fuerte y que se fuera a descomponer, si no lo hacía pues simplemente no presionaba la grapa. Situaciones como estas que ahora me causan risa y ternura y otras irrelevantes conformaron mi primera experiencia como Auxiliar Contable. Tiempo después se me presentó la oportunidad de ser la secretaria de la gerencia en una Asociación de Agricultores, ahí aprendí a redactar cartas personales, administrativas, oficios, a hacer llamadas de larga distancia, que en aquel entonces siempre se realizaban por medio de una operadora quien efectuaba la conexión para lograr la comunicación. Así, en el recorrido de mi búsqueda por una mejora económica tuve otra experiencia, la de ser Secretaria de Ventas de una Harinera, ahí viví la experiencia del trato directo con los clientes, con los choferes de los clientes y con mis compañeros de trabajo de los cuales dependía que se efectuara la operación comercial: los del almacén, los cargadores, el almacenista etcétera. Recuerdo con mucho agrado esa etapa pues me querían mucho, yo tenía casi 19 de años y la gente decía que era hermosa, siempre alabaron mi simpatía y humildad. Desde entonces me gustó mucho tratar a las personas, relacionarme, platicar y compartir experiencias con los trabajadores de menor rango. Situación que siempre me dolió, porque me daba cuenta de cómo las demás secretarias evitaban hablarles o relacionarse con ellos, marcando siempre la diferencia de los puestos que ellos tenían. Gracias a mi forma de ser los obreros siempre me consentían, cuántas veces me distinguieron cuando me pedían que fuera madrina de diferentes equipos deportivos que se formaban en la planta; de los Equipos de Beisbol, de Futbol y hasta de los de Boliche que lo conformaban el Grupo de los Jefes. Yo siempre los acepté.

Trabajé como mecanógrafa en el área federal, en una Administración Fiscal, ahí logré sobresalir del restó de las chicas que transcribían las actas para los Técnicos en Impuestos. Yo siempre me esmeré al hacerlas para que no quedaran tachaduras en ellas (en aquel entonces no se usaban las computadoras). Siempre mis trabajos tenían una mejor presentación, en esos tiempos, te comento, se utilizaban maquinas de escribir mecánicas, las eléctricas sólo las "Secres" de la Dirección las tenían. Esto cómo me valió, los jefes siempre reconocieron mi esfuerzo, así que los ascensos llegaron rápido, hasta que me convertí en una de las mejores Secretarias Ejecutivas de la Administración

Fiscal. Luego me nombraron Secretaria General del Administrador Fiscal, de quien orgullosamente puedo decir, es Sinaloense. Actualmente puedo contarlo entre los mochitenses que más admiro, porque es un hombre honesto, capaz, responsable y muy inteligente. Todos los fines de semana viajaba desde Obregón hasta Los Mochis, me llamaba mucho la atención, ya que dos de los mejores Jefes que tuve en esa Institución, nacieron en esta hermosa ciudad. Fue en ese tiempo cuando decidí que quería seguir estudiando y como trabajaba corrido de las 8 de la mañana hasta las 4 de la tarde, entonces estudié la preparatoria nocturna, poco a poco me acostumbré y seguí con la carrera. Así fue como finalmente me titulé de Contador Público. Ya en el área de la contaduría he tenido la oportunidad de desarrollarme en varios puestos, tales como Técnico Dictaminador de Impuestos (la función que hoy realiza el SAT), fui Auditor externo del IMSS, posteriormente llegué a ser por cinco años Jefe del Departamento de Auditoria a Patrones del IMSS. Fue la entrada de mi primera hija a la escuela primaria, lo que hizo que me diera un descanso de casi diez años. Después volví a integrarme al área laboral de la iniciativa privada. La verdad en ese tiempo de descanso, yo, no sentía lo duro sino lo tupido; mi esposo es Maestro, teníamos cuatro hijos y con el sueldo de él, la verdad sólo alcanzaba para sobrevivir. Ahora sé del por qué les llaman "pobresores". Así que gracias a Dios, a los 41 años de edad, me dieron la oportunidad de ser la Contadora General de una empresa que daba servicio a automóviles, dentro del mismo Grupo de esa Empresa. Los jefes me vieron cualidades para poder desempeñar exitosamente la Gerencia de Ventas de una Agencia Automotriz, puesto que desarrollé por casi nueve años, en este lapso logré colocarla en los primeros lugares de venta a nivel nacional. En varios de estos períodos y casi a la par con los puestos mencionados me especialicé en diferentes técnicas de ventas. Las ventas directas, así como las que se utilizan en negocios de mercadeo en red, me dejaron grandes experiencias y conocimientos. Siento que la comunicación, las relaciones humanas y el contacto personal ha sido muy importante para mi desarrollo, cómo he disfrutado de ellas en el diario vivir. Mi esencia de soñadora no ha quedado adormecida, me gusta tratar con todo tipo de personas de cualquier status social. No tengo problemas para comunicarme, ni de manera verbal ó escrita con alguien de bajo nivel cultural ó económico. De igual manera puedo hacerlo con una persona de alto rango. Me gusta muchísimo el trato con la gente, me considero una persona alegre que disfruta el dialogo con todo tipo de personas. He descubierto que me gusta escribir desde poesía, narración y motivación, así como pintar y trasmitir temas que puedan ayudar al ser humano a alcanzar su plena realización. Cuando obtuve el Título de "Comunicador Competente" en el Club de Comunicación en tan sólo un plazo de 6 meses, me llenó de orgullo. Esto me dio la pauta para aferrarme en mi crecimiento interno, me llevó a buscar siempre lo mejor para compartirlo con mis semejantes.

Déjame decirte que soy una mujer orgullosamente casada, con un hombre al que considero extraordinario, él comulga con mis ideas de honestidad, responsabilidad y respeto hacia los demás. Tenemos cuatro hijos que son nuestro orgullo y que han seguido los ejemplos que le hemos mostrado a lo largo de nuestra vida, ya son mayores de edad, y están en la búsqueda de sus sueños. Ellos son precisamente el motor que me ha inspirado a escribir estas páginas, porque así como he seguido cada uno de sus pasos, siempre apoyándolos en su búsqueda de saber qué es lo que quieren, y para que realicen sus metas. Así quiero hoy ayudarte a ti, para que encuentres dentro de tu mente y corazón lo que quieres. Si aún no te haz dado cuenta del por qué estás aquí viviendo, de cuál es la razón o el objetivo que te lleva a seguirla, si detectas que sigues en automático y que a diario tu camino se presenta sin muchas expectativas, entonces ven, lee este libro que sólo te desea y te enseña de la vida lo mejor.

CAPITULO II

QUE ES LO QUE QUIERES TU

Qué es lo que tú quieres ¿Alguna vez te has hecho esta pregunta o te la has contestado? haz platicado con tu "yo interno" para buscar en su esencia la fortaleza que guardas en tus entrañas. Te has adentrado en tus sueños para saber de tus necesidades, para que entiendas cuáles son en realidad tus metas en la vida, qué es lo que verdaderamente te interesa realizar.

Date cuenta, debes estar consciente de que por mucho tiempo has hecho lo que otros han elegido que hagas; has seguido ese trayecto porque nunca te cuestionaste. Por qué no empiezas a hacerlo ahora, esto no quiere decir que dejes de ser un soñador, que dentro de ti no haya situaciones pendientes por resolver. Hay que recordar que el ser humano tiene varias facetas qué cubrir a lo largo de su vida, todos los días se vuelve muy importante que en cada una de ellas pueda sentirse realizado. Enumeremos algunas de estas importantes metas, con cada una de las variantes de la existencia:

1).—Pareja
2).—Hijo
3).—Padre
4).—Empleado

5).—Empresario (Jefe)
6).—Ciudadano
7).—Amigo

Cómo te sientes hasta ahora ¿has vivido cada una de estas etapas, de qué manera? Dime si realmente las viviste intensamente, si disfrutaste en todo momento lo que hacías, gozando cuando había que gozar ó sufriendo en los momentos que la vida te hizo comprender que algunas cosas no eran fáciles; que había que pagar por los errores cometidos ó bien aceptar la voluntad de Dios ante la pérdida de un ser querido, afrontando con valentía esos momentos de tristeza, disfrutando, valorando. Cómo te sientes en los momentos de alegría.

Qué ha pasado desde entonces, has superado los fracasos o sigues aún castigándote con esos recuerdos que te producen dolor con tan sólo traerlos a tu mente, te provocan volver a vivir tan intensamente cada momento y te has acostumbrado a ser la persona que carga con sus culpas pese a el paso del tiempo que se convierte en años y sin darte cuenta sigues recriminándote por los errores del ayer. Muchas veces se pierde la conciencia de que eso ya no existe, se fue. No te permite ver la grandeza, el brillo de este tu nuevo día, el HOY lleno de tantas cosas bellas que el creador ha hecho para ti. Lo estás perdiendo, dejándolo ir, para concentrarte en lamentaciones del pasado que no está en tus manos cambiar, evitando que veas tu presente. **¡Vive este momento!** Date cuenta ¿Qué es lo que tú quieres?

CAPITULO III

TU PAREJA

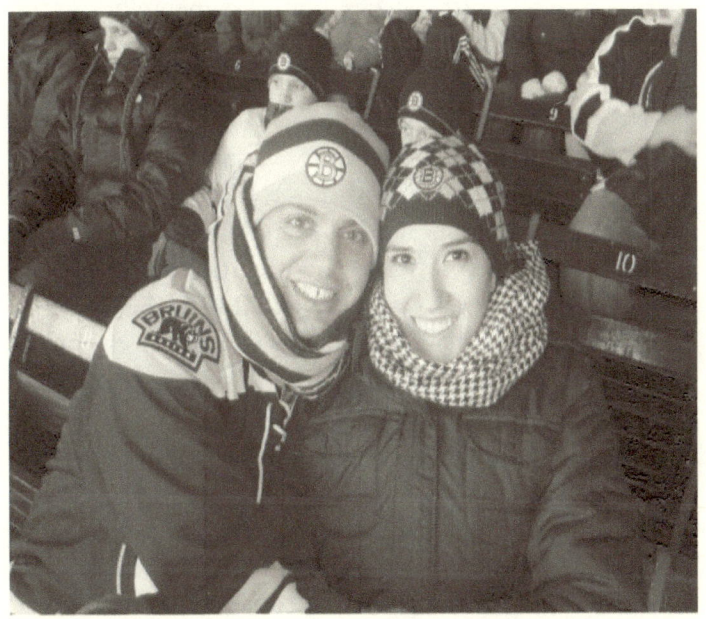

Cuántas veces idealizaste a ese ser maravilloso con el cual compartirías tu vida, que te motivaría cada día a ser una mejor persona, lo miraste a tu lado disfrutando cada uno de tus éxitos. Te has dado cuenta que por un "arrebato de pasión" en el momento menos apropiado **hoy** muchas personas están viviendo con un ser común y corriente que en muchas de las ocasiones no comparte sus sueños ni sus éxitos ¿es esta tú situación?

Dime, si este es tu caso, qué has hecho para que las cosas mejoren en tu entorno, en tu hogar. Tal vez hoy descubras que la persona que elegiste para compañía de toda tu vida, no era lo mejor. Te has preguntado qué puedes hacer de manera responsable para que la relación mejore. Probablemente el deseo, el entendimiento, las formas de pensar y sentir no sean las mismas entre ustedes, pero ¿realmente has hecho algo para vivir en armonía? si no pueden ser la mejor pareja pueden ser los mejores amigos, hay que recordar que el error fue de ambos, no de uno solo y ambos merecen ser felices ó luchar por vivir sintiéndose mejor. Te invito a que reflexiones y unan sus tiempos, sus esfuerzos, sus ilusiones para continuar en armonía, disfrutando del día a día, más aún si hay hijos de por medio, recordemos que al final de la vida los hijos se van, el lívido sexual se acaba, lo mejor será tener un buen amigo(a) con quien poder compartir nuestras épocas pasadas y compartir la vejez.

Si por el contrario tú lograste encontrar a esa personada amada, y lograron ser de esas parejas que están en período de extinción, siendo bendecidos en tu inteligencia emocional, y siguen unidos después de muchos años de matrimonio. Si sientes que se gozan y que cuando te toca todo importa poco haciéndote vibrar, que disfrutas de su compañía, de sus besos y piensas que nadie abraza ni da masajitos como ese ser extraordinario que elegiste para pareja; te felicito cuídalo(a) respétalo(a) y cada día hazle saber lo importante que es para ti. Recuerda que lo único seguro que se tienen esta vida, es aprender a vivir con dicha infinita "cada momento". Disfruta siempre de las anécdotas del pasado planeando el futuro de ambos, y sobre todo, no descuides el Hoy. Debes de comprender que el mañana no depende de ti. Siempre pídele al creador, te permita llegar junto con esa persona que tanto amas hasta el final de tus días, que te llene de bendiciones siempre para compartirlas con ella. Demuéstrale día con día, la grandeza con que fuiste dotado, busca siempre más y más momentos para sonreír, come sano, camina, disfruta del aire puro, evita a las personas ruidosas y conflictivas, disfruta tu vida con quien amas segundo a segundo, como si quedase un solo de ellos para compartir. Vive intensamente en todas las áreas de tu vida, siéntete un ser privilegiado, lleno de grandes virtudes y dones maravillosos, no debes olvidarte de agradecer el don de la vida en cada amanecer, pues, la gratitud es una de las manifestaciones del amor que más enaltece al ser humano.

Hay situaciones en la pareja, en las cuales ambos tenemos en un momento dado que ceder, los hombres bendicen el día en que fueron elegidos varones por no tener que hacer lo que a la mayoría de las mujeres les fue dotado: el don de ser madre, son "coyones" (como decimos en mi tierra a los miedosos) ante el dolor, con eso de que nuestro cerebro funciona de diferente manera al estar dotadas para hacer varias cosas a la vez, aun así defienden su virilidad. Oigan chicas, es que si naciste en una clase media, donde tienes que ayudar a tu pareja con el gasto de la casa, realmente te conviertes en una "súper niña", con capacidad de hacer muchísimas cosas, por ejemplo: te levantas, tiendes la cama, pones la lavadora, mientras la ropa se lava, adelantas lo más que puedas la comida y empiezas con el desayuno. Cuando recién te casas sólo tienes que atender a tu pareja, preparas el desayuno para ambos, al paso del tiempo, poco a poco le vas agregando un desayuno más, dos ó tres dependiendo del número de hijos que van teniendo. Cuando menos piensas ya estás como en una pequeña fonda haciendo comida para seis. Suponiendo que tu hora de entrada al trabajo es a las ocho de la mañana, te levantas y te metes corriendo a darte un duchazo, aprovechas que estas en el baño y lo limpias a la carrera: la regadera, el sanitario y el lavabo, sales, te secas el cabello, te cambias, pintas, te tomas un licuado también corriendo. Si te toca llevar al niño al colegio, ya a esta hora lo vestiste, peinaste y le mandaste lavar dientes, le preparaste el "lonche". Ahora que si tienes a un bebé de meses, le preparaste la mochila, lo cambiaste, le diste el "bibi" y ¡oh! . . . al momento de salir al chico se le ocurre hacerse del "dos", te regresas, lo cambias de pañal, y aprovechas esto a la carrera para tender la ropa que habías puesto en la lavadora. Si se te olvida hacerlo toda la ropa queda hecha bagazo y cuando regreses tendrás que ponerla a lavar de nuevo. Al fin sales de casa, vas con el estomago hecho nudo y para variar todos los semáforos te tocan en rojo. Finalmente llegas a la oficina donde el bendito checador no tiene misericordia de ti y te marca el despiadado retardo tan sólo por un minuto; a las ocho uno de la mañana, uf, perdiste el estímulo por puntualidad al que tenias derecho. No importó todos los supermilagros que hiciste; que te hayas levantado a las cinco de la mañana, el malvado "checador" te lo quitó. Pesé a esto de inmediato te cambias de personalidad. Ya no eres "súper niña", te acabas de convertir en "Luisa Lane" eres una chica oficinista, así que, hay que sonreír, sacar adelante la carga del trabajo que te ha sido encomendada. Cuando sales de la oficina para ir a comer, la historia se repite; pasas por los chicos, tienes que darles de comer, limpiar la cocina, vigilar que hagan las tareas, darles muchos besos y regresarte a la oficina. Finalmente llega la tarde, vuelves a la casa, te encuentras con tu esposo que espera muy tranquilo a que le prepares la cena y platiquen de cómo estuvo el día para ambos. Este corre y corre lo pagamos gustosas muchas mujeres a cambio de tener una vida de calidad, al lado de nuestras parejas. Con el paso del tiempo también ya se ha visto que los varones están creando conciencia en el sentido de la colaboración en casa, si la dama aporta pesos para ayudar a los gastos de la familia, es muy justo cuando ellos nos ayudan en los quehaceres domésticos, no se le caen los pantalones al varón, al contrario, cuando se hacen las actividades de la casa en pareja, como que rinde más el tiempo, se disfrutan tanto esos momentos, pues, mientras uno hace alguna cosa en la cocina, el otro saca la basura, platican, se ponen de acuerdo en cosas tan aparentemente comunes, pero que son tan importantes porque siempre permiten que la confianza y el cariño entre una pareja crezca. Desde mi apreciación, es bueno que la mujer trabaje fuera de casa, pues, se obliga a estar siempre presentable para asistir a su trabajo, al mismo tiempo que para su marido. Cuando sólo se dedica a la casa, corre el riesgo de decir: *"ahora que termine me baño o ya que acabe, me pinto"* y se va pasando el tiempo y nos abandonamos, no lo hacemos, pues las actividades domésticas no tienen fin. Aunque no lo creas también hay que manejarse con agenda, cronometrando bien los tiempos, para poder equilibrar tu día entre ser mamá, esposa, amante, vecina, ama de casa, cocinera, a veces estudiante y también si nos gusta ir al gimnasio. Con todo esto nos sentiremos más confiadas y así evitaremos ir perdiendo el "look" con el que conquistamos al ser amado. Así que chicas aún cuando tengamos que estar en casa, sólo esperando a que nuestros "mariditos" lleguen, hay que evitar descuidar nuestro aspecto físico, tenemos que avivar siempre nuestra pasión y los muchísimos detalles que hacen que una relación crezca con el día a día.

En relación a la pasión . . . sí, ya sé que a veces con tantos pendientes de la casa y la oficina (no es comercial de Vitacilina) a veces, cuando llega el momento "especial", donde la pasión se desborda, ya no hay ganas ni energías. Escucha lo que te digo; hazle caso al famoso refrán "sabe más el diablo por viejo que por diablo" aunque no tengas ganas **"nunca"** y es una palabra muy definitiva digas **"no"** a un momento de pasión. El sexo es como las dietas, cuando no has comido, todo se te antoja y terminas por pecar cayendo en la tentación. Lo mismo pasa si tu hombre está satisfecho, difícilmente caerá en la tentación de pecar y batallarán para seducirlo. De igual manera opera con los caballeros; atiendan a sus hermosas mujeres para que después no se quejen de que el "lechero" les está ayudando en esta actividad tan especial, que digo especial, indispensable para la armonía, compresión y eterno amor en la pareja.

En mi experiencia te puedo decir que un hombre puede tolerar que la casa, la ropa y la loza estén sucias, eso no es importante si él está sexualmente bien atendido por su mujer, en cambio aunque la casa, la loza y la ropa incluyendo la impecabilidad de su pareja estén en orden, si lo tienes a dieta de sexo, el humor se pierde y de todo se enoja, por lo consiguiente la armonía se rompe.

El tener una pareja amorosa y en armonía requiere de varias situaciones, pero no esperes que sea la otra parte la que las solucione. Si a ti te interesa que la relación funcione, pues, haz lo que tengas que hacer para que esto se lleve a cabo. Enamóralo, conquístalo, vive y siente esa hermosa canción que dice *"cómo han pasado los años"* con la cual te identificas. Debes sentir que a pesar del tiempo transcurrido, sigues siendo afín a tu pareja, necesitándolo y queriéndolo cada día más, aunque a veces pienses que es un(a) gruñón(a) y que de todo se queja.

CAPITULO IV

HIJO

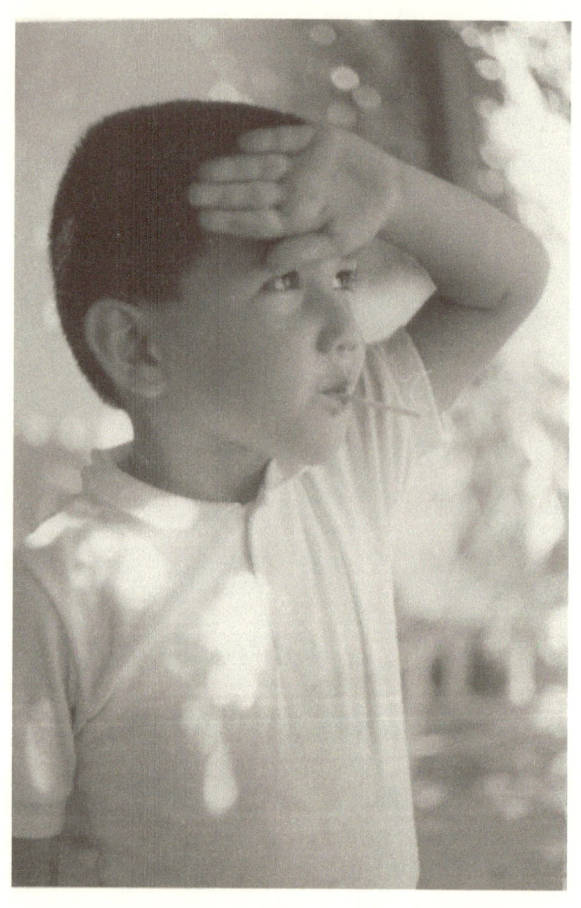

Como hijo, aprendiste que siempre deberías obedecer a tus mayores, en señal de respeto.

Recuerdas que algunos mayores según tú, no merecían ser respetados, porque cuando eras niño, algunas veces fuiste testigo del mal trato que algunos de tus amigos recibían de parte de sus padres, porque muchas veces escuchaste palabras ofensivas que quizá tu padre le gritó a tu mamá, y sin embargo, te sostuviste en las disciplinas, sabías que tenias que obedecer aún que no existieran las ganas de hacerlo. Cuántas veces te lo dijeron en la iglesia que debías amar a tus padres y muchas veces cuando te regañaban o pegaban sentías que no los podías amar.

Oh, cómo cambian las cosas con el paso del tiempo, cuando te vuelves adulto y llegas a ser tú, la otra parte que tanto juzgaste. Entonces empiezas a comprender *"cuánta razón tenía mamá cuando me advertía que"* o a veces te sorprendes diciendo *"bien decía el viejo"*. Bueno, ahora dime, recuerdas a ese niño que hace poco o mucho tiempo soñaba en lo que sería o haría cuando fuera adulto . . . qué, lo recuerdas. Bueno, de lo que sí debes de acordarte es del cuento de "Alicia en el país de las maravillas", recuerdas cuando Alicia se encuentra al gato y le pregunta a éste del cómo se puede llegar al camino amarillo, sabes o recuerdas, qué le respondió el gato *"sabes a dónde te llevará el camino amarillo"*, cuando ella le responde que no, entonces el gato le dice *"sigue cualquier camino, no importa a donde vaya, de todas maneras no sabes a donde te llevará"*. Es decir, cuando no sabes qué es lo que quieres, vas siguiendo un rumbo con la esperanza de encontrar alguna solución a tus problemas o añoranzas, pero ni siquiera sabes lo que buscas porque no puedes determinar con certeza lo que tu corazón desea. Asimismo puedes encontrar tú en este momento. Es decir, tienes que definir si eres camarón o eres salmón. A qué me refiero con esto; hay un dicho muy común entre nuestra gente que dice "camarón que se duerme se lo lleva la corriente". Por lo que pudiésemos definir que nos enseña que hay que estar alertas en todo lo que pasa. Pero voy a hacer otra pequeña reflexión; sabes por qué tienes que quitarle la cabeza al camarón cuando lo vas a cocinar, pues, porque su sistema digestivo lo tiene en la cabeza, por lo tanto no es un animal que se distinga por estar alerta y sobrevive en el agua dejándose llevar por la corriente. En cambio el salmón es un pez muy especial, él nada siempre en contra de la corriente buscando su lugar de origen que son las aguas, tranquilas y cálidas, donde puede de forma plácida desovar. Tú crees que para el salmón es fácil llegar ahí, no, no lo es, pero él va en busca de lo que desea, en busca de sus sueños y no importa las tempestades ó que tan turbulentas sean las aguas que tenga que cruzar. Él lo hace para perseverar a su estirpe, se multiplicarán. A la nueva generación de salmoncitos les enseñará a luchar por lo que se quiera, y la verdad que esto se repite constantemente, ya que es uno de los pescados más codiciados y sabrosos que actualmente podemos degustar. Y tú con quién te identificas, eres salmón o camarón, sabes a dónde vas, qué es lo que quieres tú, en esta etapa de tu vida. Esta es la primer pregunta que creo debes de hacerte en este preciso momento.

Y qué pasó, por qué esos sueños aún no se han realizado, qué te ha faltado para lograrlos, estás aún pensando que la culpa sigue siendo de papá ó mamá porque no te enseñaron, o por qué no te advirtieron o es porque tú no haz tenido las agallas de buscar el cómo hacer que las cosas sucedan. Ahora con la época cibernética hay muy pocas cosas que no puedas conseguir a través del mágico mundo del Internet.

Entonces no culpes a los demás, de la poca voluntad que has tenido para buscar el cómo alcanzar esos sueños.

La verdad, siéntete feliz porque aún estás a tiempo, inicia esa búsqueda dentro de ti, despierta a ese niño soñador que con el diario y acelerado vivir de nuestros tiempos ha quedado un poco adormecido, pero está ahí dentro de ti. Tú lo puedes despertar, este es el momento para que surja de nuevo, pide apoyo, investiga, solicita, resuelve y consigue lo que sea para que te sientas realizado, pleno, lleno de toda la grandeza que te corresponde por ser creado a imagen y semejanza de Dios. Entiende que por lo tanto, eres alguien que puede conseguir todo lo que desee siempre y cuando sea para beneficio tuyo y de la humanidad, puedes brillar, alcanzar lo que te propongas, no te quedes con las ganas de intentarlo, hazlo una y otra vez. Cada vez que lo repitas estarás más cerca de alcanzar la cima de esa meta que tú mismo te haz forjado, que tiene que llevar como fin último, la felicidad plena para encontrar la paz dentro de ti. Sólo un alma que esté completamente en paz es capaz de experimentar la felicidad completa, tu búsqueda siempre debe de estar encaminada hacia el logro de las cosas que te hacen feliz, sintiendo paz en tu corazón, creo que es el mayor éxito que cualquier ser humano puede y debe experimentar en su vida. ¿Sabes una cosa? mucha de esa felicidad y paz la encontrarás en el silencio, donde sólo tú y el universo estarán en comunicación, permitiendo que tu energía fluya en un sólo sentido, inundando a todo tu ser de una manera armoniosa de esa luz que emana de los seres que tienen paz en su corazón y por consecuencia son personas felices, que disfrutan el servir a los demás compartiendo su amor, su sabiduría y su paciencia.

CAPITULO V

PADRE

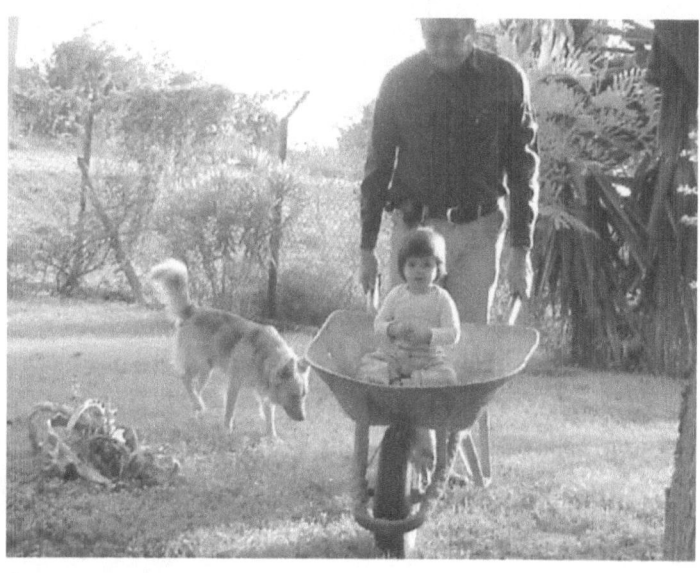

Te acuerdas cuando eras chico, qué imagen tenías de Papá ¿lo admirabas, le temías, lo respetabas? sé que tus recuerdos vuelan hacia esos momentos. Pero, también recuerda . . . tú te hiciste una promesa *"cuando yo sea Papá voy a . . . con mis hijos"*. Si ya lo eres, dime ¿lo has cumplido, realmente eres el Padre que soñaste ser, ó eres una copia de lo que no te gustaba de él?, si hoy eres lo que soñaste ser, entonces va para ti una gran felicitación. Espero que hayas logrado una comunicación entrañable con tus hijos, que te sientan como su gran amigo, que puedan contarte sus secretos para que siempre seas su íntimo cómplice; como sólo un gran confidente puede hacerlo. Que siempre acudan a ti para pedir consejos apelando a tu sabiduría de Padre, sabiendo en todo momento que no te equivocarás en la respuesta, pues siempre buscaras lo mejor para ellos.

Si por el contrario, ahora en este momento meditas y te das cuenta de que inconscientemente has estado repitiendo los mismos modelos de conducta que tanto criticaste de tu Padre, pero aun así reconoces que hizo de ti un hombre ó una mujer de bien, te tengo una noticia. Es de humanos reconocer nuestros errores, pero, de verdad reconocerlos. Es maravilloso cuando detectamos nuestras fallas y de todo corazón las enmendamos. Lo que pasó del día de hoy hacia atrás ya forma parte del ayer, date cuenta nada ganarás martirizándote ó castigándote por lo que hubieras podido hacer. El reloj del tiempo, como el de nuestra vida, aún no camina hacia atrás, así que te invito a que reconsideres tus actos y actitudes, que te programes a partir de hoy, para ser ese Padre o esa Madre cariñoso(a) que escucha, que siempre apoya, que sea capaz de corregir con razonamientos claros para que ellos queden convencidos. Sobre todo debes aprender a perdonar y dar amor a quienes son parte de ti.

El día de hoy tienes tarea, no te acostarás sin hacerles sentir tus hijos(as) cuánto los quieres y que tan importante son en tu vida.

Siempre recuerda esta frase "haz lo que más temas y vencerás el miedo". Tú eres un ser lleno de amor y ternura, fluye. Has sentir a los que amas cuán maravilloso ser humano eres, que como cualquier otro individuo también eres vulnerable, que fuiste dotado de ese sentimiento tan maravilloso llamado amor. Que es capaz de romper las barreras más fuertes que cualquier ser humano haya impuesto. Sabes que tu actitud poco receptiva hasta hoy, sólo ha sido una careta que te ha ayudado a defenderte de las malas jugadas que la vida te ha dado, que en cierta manera oculta a seres tan maravillosos como tú, que eres grandioso y extraordinario. Ama, quiere y permite que los que te rodeen también te amen.

Con el paso del tiempo me he dado cuenta que los esquemas se heredan de padres a hijos y sin querer nuestro inconsciente los repite, hacemos lo que precisamente deseábamos evitar. Casualmente caemos en estas situaciones una y otra vez, de tal manera que no lo percibimos. Muchos varones de mi generación, fueron educados de una manera muy rígida, nunca recibieron un abrazo del Padre "porque un hombre no debe de traslucir sentimientos de fragilidad ó de emotividad". Que grave error; eres un ser humano, con las mismas virtudes y dones que cualquiera de tu sexo, inclusive con las del sexo opuesto. Tienes una gran capacidad para amar y para ser amado. Regálate la oportunidad de demostrarte lo emotivo y sensible que eres. Prueba, al principio como todo en la vida, cuando lo haces por primera vez, costará trabajo, pero conforme lo repitas, verás lo sencillo que es. A lo largo de mi vida he tenido la oportunidad de asistir como participante a varios Talleres de Desarrollo Humano, llámese Escuela de Mujeres ó con el nombre que quieras ponerle, han sido varios y en muy diferentes etapas de mi existencia, de todos ellos he salido dándole gracias a Dios por la familia en la que nací y por la que hoy tengo. He tenido la oportunidad de sentir muy de cerca el dolor de las personas por la falta de amor, ya sea de los padres, de la pareja ó de los hijos. Es tan desgarrador darse cuenta que las personas pueden sufrir tanto porque siempre esperan que los demás les den amor. Ahora que la vida me ha dado la oportunidad de entender un poco más el comportamiento humano, he aprendido que en esta vida no te puedes pasar todo el tiempo esperando que los demás resuelvan tu necesidades afectivas, debes de evitar sentirte víctima de lo que pase a tu alrededor, no sigas esperando migajas de amor. En lugar de eso, te invito a que te sientas responsable de tu vida, fuiste dotado de todo lo que un ser humano necesita para ser feliz. No esperes a recibir lo que los demás puedan o quieran darte, busca dentro de ti, y date cuenta de lo que puedes desarrollar, conoce tus capacidades, admira, desarrolla tus habilidades y dones con los que fuiste creado, ponlos en práctica. Tú eres responsable de lo que hagas con tu vida, por lo tanto no puedes esperar a que otros se sientan responsables de lo que tú hagas, ya que ellos también darán cuentas de la vida que lleven. Eres un ser humano muy valioso, busca un lugar, un grupo donde sientas que comparten tu ideología, deja de lamentarte por la vida que hasta hora no te ha gustado, no has sabido vivir. Hoy te pregunto; qué es lo que quieres tú . . . bien, entonces búscalo.

Fíjate que cuando dejé mi último empleo, que por cierto era una Dirección y ganaba muy bien, lo hice porque elegí cambiar dinero por tiempo, decidí hacer lo que realmente me hacía feliz. Yo sentí que necesitaba amigos así que intenté integrarme a un grupo de vecinas que se reunían una vez a la semana para jugar cartas, esto no me gustó; en realidad no sé jugar y me aburría. Luego me integré con otro grupo que jugaba lotería, tampoco me llenó. Fue hasta

que un día un buen amigo me invitó a asistir a un Club de
Comunicación al que él pertenecía, acepté la invitación y
me di la oportunidad de asistir y conocer lo que se hacía
en ese tipo de Grupos. Cuando llegué ahí, no conocía a
nadie excepto a él, había personas dedicadas a diferentes
actividades, todas enfocadas en ese momento a superar
sus limitaciones para hablar en público. Realmente eran
pocos, pero, en todos ellos, sentí algo que me cautivó, en
el ambiente había una vibra especial, eran muy positivos.
Las exposiciones que ahí se trasmitieron eran de cultura
general. Me retroalimentaron, me hicieron sentir muy bien
al llegar ahí como invitada. Ese día se expusieron temas
muy variados, algunos de ellos los desconocía y otros los
conocía muy poco. Al terminar la sesión aquellas personas
pidieron mi opinión respecto al Club y querían saber si
me había gustado lo que ahí se hacía. Yo les contesté muy
emocionada que por supuesto que me había gustado. Me
enamoré realmente de su esencia, de lo que significaba para
mí ese momento que me hubieran permitido escuchar y
permanecer ahí. Otra de las preguntas que me hicieron
fue; *"te gustaría ser parte del Club"* a lo que sin pensarlo
mucho de inmediato respondí que *"sí"*. Creo que en ese
momento los presentes no sabían lo que para mí significa
ese "sí". Después de haber asistido a más de 30 sesiones
posteriores, me he dado cuenta que han asistido muchos
invitados que responden de la misma manera, como yo
lo hice en aquel momento, pero, siempre por diferentes
motivos no regresan. Quizá el más importante sea que no
se permitieron un tiempo ni la oportunidad para estar ahí.
Caen en el juego de la vida y se dejan, como le pasa al
camarón, que se los lleve la corriente. Justifican con mil
y un argumentos, el por qué no lo hacen, se olvidan que
cuando se obtienen buenos resultados, estos marcan la

diferencia, entre los que sobresalen y los que siempre se quedan donde están. Considerando que cuando salieron del Club habían afirmado que sí les gustaría aprender a comunicarse, que querían perder el miedo de hablar ante un grupo de pocas o muchas personas.

Ahí encontré lo que estaba buscando, personas con inquietudes similares a las mías, todos tienen deseos de seguir superándose. Día con día, se aprende un poco de todo, se aceptan los retos que cada nuevo proyecto trae para ir creciendo dentro del maravilloso Club de "Toastmasters de Los Mochis". Me quedé ahí porque era lo que deseaba, me encariñé con el grupo, acepté sus recomendaciones y aún continúo haciéndolo, aprendo tanto de los socios fundadores, quienes se convirtieron en mis mentores. Ahora gratamente los puedo contar entre mis amigos. Decidí que mi estancia en este Club sería una capacitación larga y constante, pues existe todo un Diplomado al servicio de los socios que deseen tomarlo, así que acepté el reto, voy por más, sigo capacitándome, creciendo en conocimiento, alcanzando nuevas metas en esta área que le da sentido a mi vida a la par de que disfruto de la compañía de personas agradables, entusiastas, de nuevos conocidos que se acercan cada Martes a la nueva sesión del Club y que asisten como invitados. Descubrí que eso era realmente lo que deseaba, era lo que siempre busqué. Es por ello que te comento que fácilmente podemos llegar a una edad adulta, sin saber qué es lo que queremos. Andamos en la eterna búsqueda, pero, para saber que encontramos lo que buscamos; primero debemos determinar qué es lo deseamos. En mi caso, me encontraba en la búsqueda de nuevos amigos, eso no significaba caras nuevas o gente positiva y alegre. Buscaba seres humanos que se enfocaran en la superación personal, como yo lo hacía, además que tuvieran vocación de servicio, que supieran darse totalmente en espíritu a los demás. Y ahora me puedes decir, qué es lo que quieres tú.

CAPITULO VI

EMPLEADO

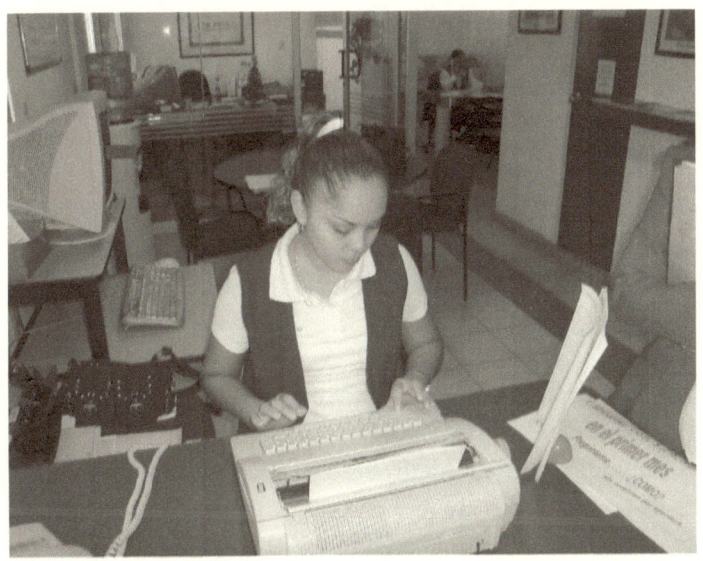

Te acuerdas del día anterior al que empezaste a trabajar, qué pensabas "que me den la chamba Diosito, te prometo que le voy a poner ganas, tú sabes que lo necesito" y qué pasó. Ahora ya tienes el puesto, por el que tanto oraste para que te lo dieran. Dime, has hecho algo para conservarlo, eres de las personas que siempre llegan a tiempo, que no faltan, eres disciplinado, cumplido, propositivo, entusiasta, alegre. Tratas siempre de dar lo optimo, para abonar con ello la oportunidad de tener un lugar en esa empresa, que te dio la forma de generar ingresos para ti y tu familia, o eres de esas personas que una vez firmando se sienten muy seguro de su chamba y que por las mañanas se dan el lujo de decirle al despertador . . . cinco minutos más y después, todo se retrasa. Ocasionando con toda esta desidia que te presentes a laborar sin desayunar, que llegues tarde, que tengas hambre a media mañana y que por consecuente esto te distraiga de hacer tu trabajo eficientemente y, lo peor, será que debido a tantos retardos y descuentos de estos, tu quincena se te hará agua. Pero no lo reconoces, la "chamba" no es prioritaria para ti, disfrutas mucho de la "cheve", de los amigos ó de los "vienesitos". Entonces siempre seguirás con tu súplica constante, para poder sobrevivir al final de cada quincena. Y te pondrás de bruces cada que se corra el rumor de un recorte de personal; entonces si de nuevo dirás; "señor . . . que termine esta quincena, que no sea a mí al que le despidan ahora".

Por qué envidias a tus compañeros que son cumplidos, eficientes, negándote así la oportunidad de reconocer la grandeza que hay dentro de ti. **Tú puedes** lograr que tu vida sea de lo mejor, pues fuiste creado a imagen y semejanza del creador, eres un ser lleno de fortalezas, de virtudes. Tú al igual que el "mejor empleado del mes" de la empresa en donde ahora laboras, puedes alcanzar las metas que te propongas, qué te falta:

Capacidad.—La adquieres estudiando, preparándote sobre esa área donde te interesa sobresalir, busca en Internet todo sobre el tema que quieres incursionar, busca las diferentes opciones de cómo puedes aprender más en poco tiempo.

Disciplina.—Tienes que formarte el hábito de ser responsable en todas las áreas de tu vida, si prometiste llegar a la chamba a las ocho de la mañana y si sabes que el tráfico te puede hacer llegar a las ocho diez o a las ocho quince; entonces programa a tu inconsciente, de que tienes que llegar a las siete treinta. Así tendrás un margen aproximado de quince minutos para hacer tu trayecto tranquilo, si olvidaste algo puedes volver por ello, sin que te afecte o en el mejor de los casos tendrás la oportunidad de socializar con tus compañeros que como tú, siempre llegan antes y por lo general son de los pocos que no tienen descuentos en nómina por retardos.

Responsabilidad.—Cuando cumples con tu palabra una vez comprometida, esto hará que la gente confíe en ti. Sentirás cómo las personas que te rodean tienen la certeza de que lo que prometes lo cumples, y cuando evites dar un sí, será porque estás convencido que más vale un no a tiempo, que comprometerse y quedar mal. Si te comprometes y no cumples, la gente deja de confiar en ti, a sus ojos te vuelves un mentiroso, tus argumentos de por qué no hiciste tal o cual situación, se vuelven sólo **razones** de por qué no sucedieron las cosas. Sé una persona capaz de hacer que las cosas sucedan, aprende a ser tú la que elijas la mejor manera de vivir tu vida. Recuerda, en la vida serás recordado sólo por tus **resultados,** nunca por tus razones.

HAZ LO QUE MAS PUEDAS

Esta es una de las mejores enseñanzas que el profesor Miguel Ruiz, nos regala en su libro "Los Cuatro Acuerdos". Aquí nos hace recomendaciones para llevar una vida feliz y en paz. Qué significa esto, que cuando tú tengas un objetivo por alcanzar, le pongas todas la ganas para que suceda, entrégate como si fuera lo único y lo último que vas a cumplir. Si después de esto, no logras las metas, no fue por causa de que tú no hicieras lo posible para que esto sucediera, sino que quizá porque eso no era lo más recomendable para ti en ese momento. Pero tu sentir por haberlo intentado, será muy agradable, ni qué decir de la grata experiencia que te dejará el haberlo vivido en todas las actividades, con tus diferentes trabajos, la variedad de puestos. Puedes sobresalir, la mejor manera de lograrlo es, haciendo lo que más puedas de acuerdo a las capacidades y dones que te fueron dados. Por supuesto que todos somos diferentes, que cada uno podemos brillar y desarrollarnos en diferentes áreas. Esto es tan maravilloso porque en cualquier parte a donde llegues, ahí vas a encontrar a los mejores empleados desempeñando sus puestos; ya sea barrendero, mesero, un magnífico maestro, al profesional Jefe de Departamento, obrero, la mejor secretaria, etcétera. Siempre la excelencia en cada área que cada uno de ellos desarrollen, pero eso sólo depende de ti y de qué quieras en la vida. Además no sólo en lo laboral se puede sobresalir, también en los club sociales puedes hacerlo, y te platicaré un ejemplo: hace mucho tiempo cuando yo tenía como veintidós años, pertenecí a una Asociación de Secretarias de mi localidad, mí querida ciudad Obregón. Ahí se festejaban el cincuentenario, por lo que se extendió una invitación a todos los Club Sociales del área, tanto de la ciudad como de los poblados que conformaban el Municipio, para que participaran sus socios y pobladores en el Concurso de la "Señorita Cincuentenario", en aquel momento exactamente yo había alcanzado una meta personal que era ser talla treintaicuatro y mi estatura aún es de un metro setenta y cuatro centímetros, no es porque yo lo diga, pero, en ese entonces si que estaba de "buen ver" como decían en mis tiempos. Así que mis compañeras de la Asociación decidieron que fuera yo la que las representara, me sentía con un tremendo compromiso, yo, sinceramente no me sentía bella como para competir, pero acepté el reto después de que supe que seríamos diez las concursantes y declaré esto ante mis compañeras *"les prometo que haré todo mi esfuerzo para hacer una digna representación y mínimo quedaremos en el noveno lugar, pero, nunca en el décimo".* Empezamos con las reuniones preparatorias que siempre se realizan para todo concurso, nos entregaron un material que contenía la historia de nuestra ciudad desde que se inició hasta esa fecha. Nos anticiparon un día antes del evento y nos dieron las diez preguntas que nos harían los jurados, cada una de ellas serían dadas al azar para que contestáramos de la mejor manera. Efectivamente, las preguntas fueron contestadas por cada una de nosotras y les dimos el toque personal a las diferentes respuestas, claro es que esto fue, de acuerdo a la asesoría de las personas que nos entrenaron. Por supuesto yo me aprendí las respuestas de las diez, de acuerdo a como opinaba que se debían contestar. Se llegó la ansiada fecha, el concurso inició, estuvimos ahí todas las participantes, cada una contestó su pregunta de acuerdo a la elección del sobre que había escogido. Una por una pasamos ante el jurado que nos escuchó atentamente, para después deliberar y escoger a las cinco finalistas. El momento de espera fue de mucha angustia, todas nosotras durante los preparativos previos al evento tuvimos la oportunidad de convivir, todas deseábamos pasar a la siguiente etapa, a la vez sentíamos temor por no saber qué seguía. Realmente el tiempo de la espera se nos hizo tan largo, hasta que por fin llegó el momento de volver, sumamente nerviosa escuché uno a uno los nombres de las finalistas, sólo faltaba uno por nombrar y quedábamos seis bellísimas jovencitas esperando el quinto nombre, contuvimos la respiración, de repente se anunció; Ramírez Ruiz María Lourdes, di un brinco, tomé aire y salí corriendo muy emocionada para colocarme al lado de las otras cuatro chicas y compartir los aplausos de bienvenida, que nos ofrecía el nutrido público que abarrotaba el lugar. *"Lo logré, cumplí, no les fallé a mis compañeras del Club; no lo hice tan mal, no quedé en décimo lugar"* era lo que mi cabeza pensaba mientras que mi corazón latía tan fuerte que casi no podía captar lo que el locutor que conducía el evento nos comentó. Estaba emocionada, volteé a ver a mis compañeras, que en forma selectiva habían escogido una mesa muy cercana al estrado, estaban todas de pie, también mi hermano Daniel, que esa noche estaba presente y se había unido al grupo, todos aplaudían, estaban felices. El conductor explicó que la siguiente etapa del certamen la ganaría aquella de las cinco finalistas que expusiera de la mejor manera una sola pregunta que harían y que cada una debería de contestar de acuerdo a lo que sintieran fuera lo correcto y dijo: *"qué significa para ti el cincuentenario de ciudad Obregón"*

El silencio se hizo en la sala y cada una de mis compañeras fueron pasando en el mismo orden que como nos designaron para finalistas, alfabéticamente de acuerdo al apellido. Tuve tiempo para recordar, que el día del registro para el concurso, nos habían entregado un material como de ocho o nueve hojas, donde nos narraban la historia de cómo nació ese lugar, esta hermosa ciudad que en esos momentos estaba celebrando sus primeros cincuenta años de fundada. Al leer ese material me visualicé en los zapatos de esos pioneros fundadores que se fajaron los pantalones y eligieron decir *"aquí viviré"*, cuando todo aquello estaba plagado de hierbas espinosas como pitahayas, cinas, hechos, etcétera". Afrontaron los riesgos de todo tipo de animales venenosos, sólo con la esperanza de forjar un patrimonio para sus familias. Ellos sabían que ahí llegaba el ferrocarril a abastecerse de agua y visualizaron un porvenir, ofreciendo a los viajeros, servicios de hospedaje y alimentación; para quienes querían tomar el tren en ese lugar. Así que la historia me había gustado tanto que la sentí mía, pues, eran mis raíces. Al momento que me hicieron la pregunta (te platico y estoy viviendo nuevamente ese momento) sentí que todo mi cuerpo estaba temblando, me encontraba parada frente a un jurado, con un reflector enorme que no me dejaba ver lo que había frente a mí. Sabía que si separaba las piernas se me transluciría toda mi ropa, ya que al tener toda la luz sobre de mí, eso sería inevitable. Mi vestido largo se movía demasiado por el temblor de mis rodillas, entonces dije *"este es el momento"*. Separé firmemente mis piernas para olvidarme del temblor de mis rodillas y empecé a hablar de la historia de aquellos grandes valientes, haciéndoles un homenaje por su trayectoria y valentía, expresé mi admiración por esos hombres y mujeres que tuvieron las agallas de dejarlo todo para fundar mi querida ciudad. Cuando vi a los jurados, de mi mente se borraron las dudas, sentí una gran seguridad pese a mi edad, estaba contestando magníficamente, seguí así hasta el final. Fui mirando cómo cada uno de los rostros de los jurados se iban transformando, reflejando el interés que les provocaba mi respuesta, esto me animó a seguir para concluir mi participación. Volví a mi lugar para esperar la respuesta del Jurado Calificador. Llegó el momento de la verdad, el primer lugar lo ganó una chica de dieciséis años que representaba a una Asociación de Charros. Era tan bella y reflejo su poder que era muy grande, según los comentarios posteriores, ya que uno de los jurados era el Presidente de la Asociación de Charros, en ese momento me sentí con una sensación de, *"y a hora qué sigue"*. Era la primera vez que participaba en un evento así, a pesar de mis veintidós años. Después de que dieron el veredicto final otorgándome el segundo lugar, yo sólo esperaba a reunirme con mis compañeras de mi asociación y con Daniel mi hermano. Quería decirles *"lo cumplí, hice mi mejor esfuerzo y no quedamos en el décimo lugar"*. Me sentía bien con lo que había logrado, sentí que nada más podría haber hecho. Lo sorprendente fue lo que pasó después, una multitud de gente desconocida y algunos simpatizantes de las otras compañeras que no quedaron como finalistas se acercaron para felicitarme, entre ellos se encontraban algunos pioneros de la ciudad que al sentirse reconocidos por mí, no quisieron dejar de felicitarme, porque les hice recordar esa experiencia tan digna de conmemorar. Al día siguiente, en la calle (pues yo no tenía auto y como vivía en el centro de la Ciudad, la mayoría de mis desplazamientos los hacía caminando) me topé con personas que no conocía y me paraban para decirme *"Para mí tú eres la ganadora, te robaron la corona"*, fue realmente reconfortante escucharles decir eso. Yo estaba estudiando la preparatoria nocturna y si hubiera ganado ese concurso, implicaba representar al Municipio, en cualquier evento social que se realizara en Cd. Obregón. Forzosamente tendría que abandonar la escuela para cumplir con los compromisos, y sólo Dios sabe si después habría seguido estudiando. El día que me coronaron "Princesa de la ciudad, de la Asociación de Autores y Compositores de nuestra Ciudad, me invitaron para que fuera su reina, me alabaron el ego, cuando me comentaron que se habían esperado para tener una reina, porque buscaban a alguien que realmente los pudiera representar con dignidad, que mi participación en la elección de la Reina del Cincuentenario los había llevado a concluir que era la chica indicada. Así fue como obtuve mi corona de reina, tuve la dicha de ser coronada por el cantautor Juan Saizar, autor de canciones como "Cielo Rojo" y "Cruz de Olvido" Posteriormente y antes de concluir la escuela preparatoria, conocí al hombre de mi vida, con quien después de veintinueve años de casada sigo reconociendo que es una persona extraordinaria. Todo esto sucedió porque di mi mejor esfuerzo en aquel evento social. Entonces, yo te invito a que des lo mejor de ti en cada cosa que hagas, los resultados no dependen de lo que tú quieras en ese momento, le tocará al universo alinearse para decidir si es eso lo que más te conviene ó si existe algo mejor para ti más adelante.

CAPITULO VII

EMPRESARIO

(JEFE)

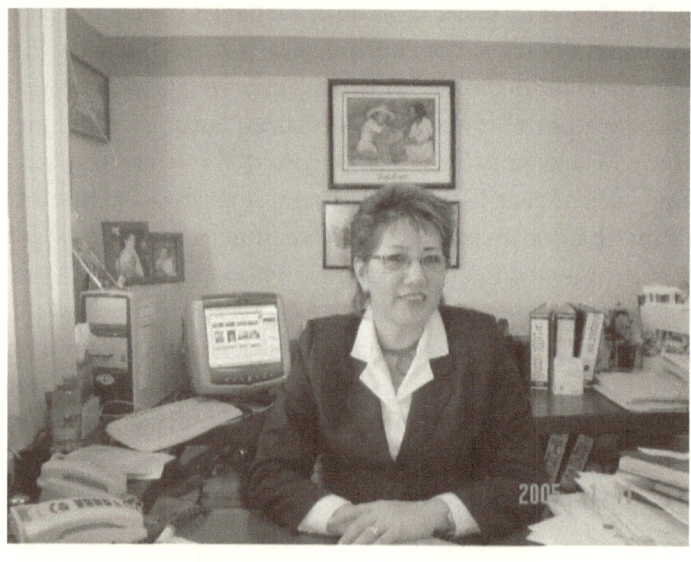

Todos jugamos diferentes papeles en la vida pero a ti el creador te ha dado la oportunidad de dirigir . . . a lo mejor tu propio negocio, tal vez sólo un área de la empresa donde trabajas. Él se da cuenta de que tienes unas cualidades increíbles de liderazgo y confió en ti, para ponerte en ese puesto; quizá un poco o mucho codiciado por alguien más.

¿Eres un buen Jefe, un carismático líder? Cómo eres.

¿Eres aquel que siempre está al pendiente del crecimiento de su departamento, buscando cómo innovar estrategias que te permitan obtener mejores resultados en la empresa?, ¿estás consciente de que necesitas un equipo de colaboradores que se sientan confiados y valorados en su esfuerzo y por lo que hacen; los felicitas diariamente, motivándolos para que aporten sus mejores ideas, se ponen de acuerdo para alcanzar esas metas que los lleven a proyectar el negocio, logrando así el reconocimiento y respeto de las empresas similares de la localidad?, ¿eres capaz de guiar al equipo obteniendo óptimos resultados, han figurando entre los primeros lugares a nivel nacional, resaltas la valía de tus subordinados y el esfuerzo que cada uno realiza para alcanzar los resultados obtenidos?, ¿tu liderazgo, lo basas en la confianza, apoyo, respeto, en cada área de trabajo?, ¿buscas estimular a tus compañeros haciéndoles sentir que son parte importante de los resultados obtenidos?, ¿si no puedes gratificarlos económicamente, lo haces con una palmadita ó con palabras de estímulo para hacerles saber que les reconoces el esfuerzo?.

O por el contrario, eres de las personas que no permite que alguien opine, les haces sentir en cada momento quién es el jefe, los limitas cuando alguien aporta una idea y no permites que trascienda. Jamás te interesa involucrarte en las actividades de los empleados, pues, consideras que eso denigra tu posición de "Jefe". No te tomas la oportunidad de conocer qué hacen y cómo se desarrollan cada uno de los trabajadores en sus diferentes áreas, ya que para eso los contrataron y se les paga para que desarrollen los puestos y metas que forzosamente tienen qué cumplir. Te molesta que se pretenda innovar y siempre dices *"para qué, si las cosas han funcionado de la misma manera y han salido bien"*, piensas que se les paga para que aporten resultados y si no, que se vayan. No estás consciente de lo que implica una rotación de personal, ya que la persona encargada de la selección del mismo, es la que sufre cada vez que alguien se va, pues necesita que la empresa siga funcionando adecuadamente y a veces las personas que se acercan a solicitar trabajo no reúnen el perfil del puesto. Si alguien de la empresa no te cae bien, aunque sea bueno para trabajar, eso no es suficiente y lo hostigas porque siempre habrá alguien que lo pueda suplir, sabes que siempre habrá personas en la búsqueda de empleo. Eres de la idea, de no demostrar aprecio a los empleados porque luego se encajan y pretenden sentirse "con derechos".

Evitas en lo posible socializar con ellos, ya que consideras que no están a tu nivel, los aumentos de sueldo sólo los das si la ley lo exige; si no pues "la casa gana". Siempre contratas a los recién egresados, ya que por su falta de experiencia no exigen sueldos altos, buscas jóvenes sin muchas aspiraciones para que no tengan la tentación de progresar o buscar en otro lado y luego te dejen el trabajo tirado.

¡Cuidado! porque como dicen por ahí, "puedes pasar cien veces por un lugar, pero siempre existirá una probabilidad de que ya no pases más". No abuses de tu buena suerte, de la confianza que tu Padre te heredó o del amigo que te recomendó, es muy importante tu fidelidad a la empresa en la que laboras, trabaja en ella como si fuera tuya, ponte de verdad la camiseta con su emblema institucional. Compórtate y trata a las personas que dependen de ti, como te gustaría que a ti te trataran, maneja en tus actividades la responsabilidad y honradez que el puesto lo amerite, recuerda que nuestro creador en una de sus parábolas dijo "con la misma vara con la que midas serás medido", así que te recuerdo que estés muy consciente de quién eres, en cómo te desarrollas día a día, busca y da lo mejor de ti para la empresa que sirves; no lo hagas esperando una recompensa. Si tú estás siempre enfocado en resultados y con la conciencia tranquila, nuestro padre Dios te premiará por los esfuerzos realizados, por el bien que puedas hacer a tu alrededor, para ti y para los demás.

Un empresario, es aquel que tiene la motivación para iniciar su propio negocio, así como la visión para cimentarlo y llevarlo al éxito. La palabra, "Empresario" según nuestro diccionario, significa "Propietario de una empresa que administra".

Marylin Vos-de Savant, dijo: "el éxito se logra mediante el desarrollo de nuestros puntos fuertes, no por la eliminación de nuestras debilidades. De ahí vamos a que es necesario conocer cuáles son tus fortalezas y cuáles son tus debilidades.

Una cualidad de los empresarios exitosos, es que siempre son conscientes de sus fortalezas y son capaces de admitir sus debilidades, es decir concéntrate en lo que haces bien, esa es una manera de asegurar el éxito, pero cómo debemos trabajar con las áreas en las que no nos consideramos buenos, creo que te ayudarán mucho los siguientes consejos:

Hay primero qué identificar nuestras debilidades, por ejemplo si tu problema es que quieres emprender algo, pero no tienes los conocimientos; la solución sería tomar un curso. Si tu punto débil es que no tienes la habilidad para hacer algo que realmente es importante para el éxito de tu negocio, puedes delegar esta faceta a alguien más del equipo ó bien, si no tienes equipo puedes contratar a alguien para que lo haga.

En mis tiempos de Jefa, recuerdo que tenía una magnífica vendedora, lo administrativo no se le daba porque era muy desorganizada y cuando tenía que hacer reportes, dejaba de vender. Así que eligió sacrificar un poco sus ganancias y contrató a una secretaria para que se encargara de todo el papeleo de sus clientes, le avisaba cuáles eran las llamadas de seguimiento del día, se encargaba de poner los anuncios en el periódico de mayor circulación en la ciudad, se encargaba de contestar y agendar todas las llamadas y citas para mi asesora de ventas quien en cuanto llegaba de inmediato se dirigía "al grano" con ella, entonces le informaba de los montos que se tenían que vender, de los clientes interesados, etcétera, así fue como multiplicó sus ventas, llegando a ser la vendedora numero uno de la plaza. Se dan cuenta de que lo que invertía en su secretaria personal no le afectaba, comparado con el ingreso y el ahorro de tiempo que esto le significaba para su éxito. Esta capacidad de reconocer sus deficiencias siempre le garantizó permanecer como la campeona en el área de ventas.

Así que amigo(a) te invito a que descubras cuáles son tus fortalezas, lo que haces bien. Que descubras en que áreas te sientes fuerte y confiado y en cuáles para que detectes tus debilidades, que sepas qué es lo que no te gusta hacer, qué es lo que te cohíbe, detecta tus deficiencias con las que tanto luchas cuando emprendes algo.

Te comparto cinco consejos que mi amigo Gabriel Blanco comenta en su libro "Mentalidad Exitosa"

1.—**Desarrolla una actitud positiva.**—Si tú esperas verdaderamente alcanzar EL ÉXITO, entonces no debes pensar que las cosas pudieran salir mal, deberás encontrar una manera positiva de trabajar con los riesgos y así tu mente atraerá todo para que las cosas salgan bien. Conclusión: siempre conservar una mente positiva.

2.—**Pensar y hablar en términos positivos.**—El lenguaje que utilizas tendrá un gran impacto en tu subconsciente, así como en la gente que te rodea. Utiliza términos positivos para ganar confianza, convencer a la gente y a ti mismo, de que estás decidido a alcanzar tus metas. Esto me trae algunos recuerdos de cuando estaba en la adolescencia y se acercaba el final de cursos; en la clase de música fui seleccionada para participar en el coro, todos teníamos que vestirnos con el uniforme que se requería para ese momento. Hablé con mi Papá, le dije que necesitaba que me comprara el vestuario adecuado y que deseaba tanto estuviera él presente ese día. De inmediato me contestó *"claro que te doy dinero para el vestuario, pero hija, no me pidas que vaya, que vergüenza, ¡tú no sabes cantar!"* Este comentario de mi Padre, no sé si lo hizo porque realmente lo pensaba ó sólo lo dijo para jugar conmigo. Creo que de alguna manera afectó mi subconsciente. Aunque ya no era una niña, yo de chica siempre me soñé como artista, como cantante. Años después de esto, fui invitada para formar parte de un Grupo Musical (que por cierto ahora es famoso en mi nativa Ciudad Obregón), recuerdo que inmediatamente dije que no, me negué esta oportunidad que se me presentaba. Si la hubiera aceptado, ahora sabría, si aquel comentario que hizo mi Padre y que se anidó por tantos años en mi memoria, subconsciente, consiente o como quieran llamarle, era verdad o no. Pero la vida es justa y me ha prestado a una hija que tiene voz de ruiseñor, a través de ella he realizado ese sueño. Ella canta precioso y ha tenido la fortuna de ganar varios concursos de canto, constantemente es requerida para que amenice en diversos lugares. Afortunadamente no lo ha hecho profesionalmente, evitando así que se aleje del hogar paterno, aún seguimos disfrutando en casa de su compañía y de su melodiosa voz.

Por otro lado quiero platicarte una experiencia, en cierta ocasión realizaba uno de mis proyectos de multinivel que tanto me han apasionado a lo largo de mi maravillosa vida, alguien a quien contacté me dijo *"cómo le haces, a ti siempre te va bien en lo que emprendes"*. No recuerdo ni quién me lo comentó ni en qué momento fue, pero en los momentos en los que comúnmente me siento agobiada y con ganas de tirar la toalla por los diferentes obstáculos que se presentan en la vida, de inmediato viene a mi mente este recuerdo, esta pregunta; entonces respiro hondo, reprogramo la situación y pienso *"todo va a salir bien"*, mi subconsciente responde de una manera tan positiva y de inmediato mi situación cambia. Esto siempre me ha funcionado desde entonces, por lo cual te comento que estoy totalmente de acuerdo con Gabriel, que lo que le dejes creer a tu pensamiento, es lo que regirá en tus acciones el día de mañana. Si crecen los sentimientos negativos o la sensación del "no puedo", de verdad que no podrás, pero, si piensas que eres una persona capaz de lograr lo que te propongas, comprobarás que todo saldrá bien. Si te entregas a lo que haces, hazlo pero de corazón y de tiempo completo, no hay mayor ladrón que el que se roba a sí mismo, negándose sobre todo la oportunidad de crecer y disfrutar de su propio éxito.

3.—**Rodéate de personas positivas.**—Los pensamientos positivos pueden ser tan contagiosos como la negatividad, así que rodéate de personas que están conscientes de que van en busca del éxito y la felicidad.

4.—**Suple los pensamientos negativos por otros positivos.**—Cuando algo no ha ido como estaba previsto, no pases mucho tiempo en ello, y no te preocupes al respecto, pues, como dijo Winston Churchill *"Un pesimista ve la dificultad en cada oportunidad, un optimista ve la oportunidad en cada dificultad".*

5.—**Encuentra tu gatillo fácil.**—Qué te hace feliz, tal vez alguna canción, una broma, aquella mascota, un bebé o gozar al aire libre del sol. Cuando las cosas se ponen difíciles simplemente piensa en tu "gatillo fácil" de esta manera siempre tu estado de ánimo volverá a estar en positivo y tú en la posibilidad de crear y de crecer.

CAPITULO VIII

MERCADEO EN RED
(OTRA FORMA DE SER EMPRESARIO)

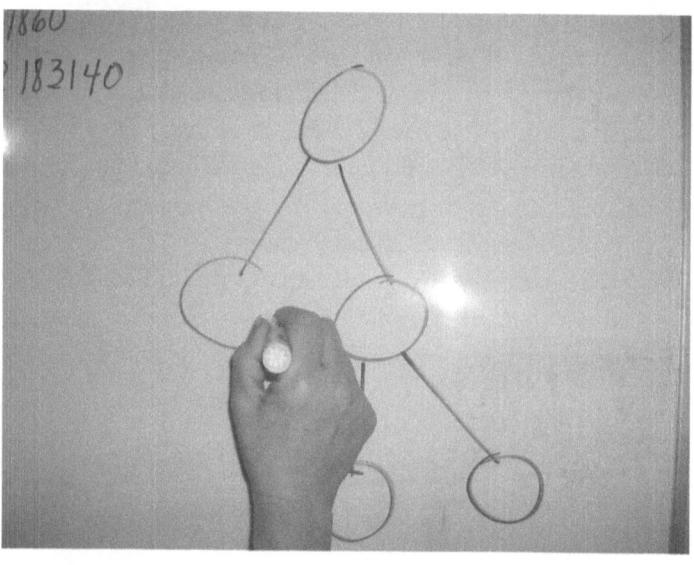

La gente teme al mercadeo en red, porque te informan todo antes de iniciar, te dicen qué es lo que tienes que hacer y cuánto tienes que invertir, también te hacen ver que para lograr el éxito, necesitas duplicarte para enseñar a las personas que integran tu grupo descendente, es decir la forma como tú lo haces, para que a su vez ellos hagan lo mismo, con quienes integren su equipo. En un negocio tradicional, te inicias, aportas tu capital a veces mediano o grande y después vas descubriendo poco a poco el lado obscuro o los obstáculos que impiden tu crecimiento. Puede ser que los clientes no acudan a tu negocio por diferentes motivos que nada tengan que ver con que lo que tú ofreces; les sirva o no. A veces desistes, cuando te das cuenta de que los clientes no acuden a tu negocio por otros factores, que te afectaran colateralmente; como pueden ser las temporadas de siembra, que determinan si se dio o no el producto que se sembró, los fenómenos físicos como terremotos, ciclones, heladas. Hay otras situaciones que pueden impedir el éxito en los negocios tradicionales, especialmente en aquellos que dependen de un turno nocturno, como son el temor a la inseguridad de salir por las noches, y eso no depende de ti, pues, puedes tener un excelente local, tener un muy buen producto, haberle inyectado muchos sueños aparte de dinero, haber realizado un buen estudio de mercado, pero si no aseguraste tu negocio y te asaltan, o se incendia, corres el riesgo de quedarte sin nada de lo que invertiste. Lo peor es cuando te convertiste en empresario pidiendo prestado a alguien más, llámese Banco, financiera o alguna persona de tu confianza.

Cuando te inicias en un negocio de multinivel, tienes que estar consciente de que el producto **no hace la red,** no basta estar enamorado del producto, tienes que amar a tu profesión de ESPECIALISTA EN REDES DE MERCADO que si la analizas es la mejor del mundo, pues, con poca inversión te da dinero y tiempo, al unísono.

Es muy importante que hagas una lista de lo que **no** te gusta hacer en tu negocio, deja atrás tu ego y lánzate. Recuerda que lo más importante es tu actitud y para crear redes es importante estar enfocado en **crear redes**.

En una de las pláticas, Sergio Galván (coach ontológico) comenta que los que desarrollamos el networkmarketing (mercadeo en red) somos "soñólogos", porque despertamos sueños.

De ahí concluye que el que vende productos naturales para la salud no es médico, sino que previene y promueve la salud, lo que vende es la libertad financiera.

Y es muy importante que tú comprendas que cuando una red NO funciona, hay que verificar a uno por uno de los integrantes para checar quién no está funcionando. Así como lo hacemos con la red de foquitos que se coloca en el árbol de navidad, date cuenta que cuando crees que tu negocio no funciona por causa de las personas que lo conforman, el problema no son ellos sino que el problema eres tú. No te conviertas en la "victima" de la gente, se responsable siempre de tus resultados, en las redes no funciona el "victimado", sólo funciona cuando te haces responsable de la situación. Pide permiso a las personas que conformen tu red para decirles el por qué su negocio no les ha funcionado, y si aún así no lo entienden o deciden no seguirlo. Entonces con la pena y todo, tu negocio debes continuarlo, sólo tú eres responsable de decidir si tú quieres seguir o no. Los demás no determinarán el éxito de tu negocio así que "**el que sigue**" tus cheques serán el resultado de tu esfuerzo.

De ahí concluimos que las redes no dependen del entusiasmo, sino del carácter, por lo tanto el requisito más importante para tener éxito en este tipo de negocios es eso "Carácter" por eso decimos que una red se construye con "C" de carácter mas que "C" de conocimiento, por lo tanto la definición de carácter; es la respuesta que das y te identifica cuando tienes un problema.

Así, te recuerdo que si quieres ver un cambio real en tu vida, se requiere que seas tú ese cambio. Se comenta que existen cinco tipos de personas en una red de mercado:

1.—**Pirotécnicos:** No completan nada, todo lo dejan a medias, son llamarada de petate.

2.—**Depresivos:**-Personas que contienen una carga emocional; como un divorcio, se va encerrando en si mismas, no son capaces de crear entusiasmo en los demás, siguen sintiéndose víctimas de las situaciones, tu labor como líder será la de guiarlos, que los liberes para que dejen el "victimado" y se responsabilicen de su situación, de su futuro, cuando lo superen empezarán a tener resultados.

3.—**Todólogos.**—a todo le entran, promueven todos los productos y son muy buenos para vender.

4.—**Y.Y.S. (Yo Ya sé).**—son los clásicos individuos que cuando les quieres explicar algo, de inmediato te dicen que ya saben. Su ego casi no les deja aprender nada nuevo, se cierran, son muy difíciles de enseñar, con ellos tienes una gran labor, medir su capacidad de querer aprender.

5.—**Charlatanes.**—son muy buenos para hablar pero no generan resultados, les gusta que se les reconozca.

Necesariamente tú debes de identificarte en alguno de estos cinco grupos, investiga a cual perteneces para que estés en posibilidad de poder ayudar a los demás. Cuando adquieras consciencia del tipo de líder que eres, aplícate a pedir ayuda para salir de ese nivel y sabrás que saliste de ahí cuando obtengas resultados.

Tu misión como líder es convertir a tu gente en hacedores para que todos tengan resultados positivos, ayúdalos orientándolos a que acepten frases como: sí puedo, es fácil, lo voy a hacer. Recuerdo un caso que se dio cuando tomamos un seminario y el expositor preguntó *"quién cree que puede acostarse en dos sillas, colocando el cuello en el respaldo de una y los tobillos en la otra, permaneciendo rígido y sin doblarse"*, algunos dijeron "yo", entonces el expositor le preguntó a una señora *"tú crees"* y ella un poco arrastrando las palabras dijo *"si creo"*. El conferencista le dijo que si realmente creía que diera un paso al frente, la mujer lo hizo y él pidió a dos hombres de entre el público que si podían pasar al frente, cuando lo hicieron, él coloco dos sillas, separándolas una de otra como un metro y medio, aproximadamente, de tal manera que el respaldo de una quedara frente al respaldo de la otra. Le pidió a la señora que cerrara los ojos y le dijo *"toma aire, luego exhala, piensa que eres un árbol . . . eres un árbol, tus brazos son las ramas de esos árboles. Eres muy fuerte, tus raíces son muy profundas, por lo tanto nadie te puede mover de este lugar porque eres muy fuerte"*, de repente la empujó, la señora trastabilló y abrió los ojos, preguntando qué le había pasado, el expositor de inmediato le dijo, *"dices que eres muy fuerte que nadie te puede mover y mira cómo te tambaleas. Cierra otra vez los ojos, vuelve a relajarte, piensa realmente lo que te estoy diciendo"*. La señora se relajó, cerró sus ojos al tiempo que él le seguía indicando *"eres un árbol que tiene las raíces muy profundas, es muy difícil moverte"*. Y que la vuelve a empujar, en esta ocasión, la señora no se movió quedó estática en el mismo lugar, mientras el expositor le seguía hablando . . . "tus ramas son grandes y muy fuertes, verdes hermosas . . . " al mismo tiempo les ordenó a los dos hombres por medio de unas señas, que uno la tomara de la cabeza y otro de los pies y que poco a poco la colocaran entre las sillas. Efectivamente la señora se comportó como si fuera una tabla, seguía rígida, inmóvil y no se doblaba. El expositor siguió hablando de la fortaleza del árbol, de repente les hizo otra señal a los varones, para que con cuidado la quitaran y la pararan sobre el piso y así lo hicieron. En ese momento, ella abrió los ojos y el expositor le preguntó *"sientes que te hipnoticé o estabas consciente de todo lo que estaba diciendo"*, ella respondió que estaba consciente de lo que él decía, pues siempre lo estuvo escuchando. Entonces el orador preguntó que si alguien más de los presentes quería hacer el experimento. Hubo otra voluntaria que pasó y la historia se repitió, con esto él nos comprobó la fuerza de nuestros pensamientos. Mientras estas personas pensaron que eran un árbol no fue posible doblarlas, y eso pasa cuando pensamos que vamos a lograr lo que queremos. Debemos seguir pensando en el objetivo, no estar desenfocados de tal manera que nuestros pensamientos divaguen y nos muevan del lugar en donde realmente queremos estar. Con esto quedó demostrado que si pensamos que no podremos hacer las cosas, es claro que nunca lo lograremos, porque esa será nuestra verdad. Nuestros pensamientos son los caballos que arrastran la carreta de nuestros sueños, pero hay que recordar que está en nuestras manos el guiar a esos caballos hacia un buen destino.

Cuántas veces en la vida has renunciado a hacer nuevas cosas porque piensas que no podrás y ni siquiera lo intentas, predisponiéndote al éxito, ahí estás fallando. El tercer acuerdo que menciona el profesor Miguel Ruiz, en su libro "Los Cuatro Acuerdos", dice ". Tendemos a hacer suposiciones sobre todo. El problema es que, al hacerlo, *creemos* que lo que suponemos es cierto. Juraríamos que es real. Hacemos suposiciones sobre lo que los demás hacen o piensan—nos lo tomamos personalmente—y después, los culpamos y reaccionamos enviando veneno emocional con nuestras palabras". Por ello te digo **no supongas,** no mientas cuando niegas toda la grandeza que hay dentro de ti, reprimiéndote para alcanzar todos los logros que la sabiduría e inteligencia son capaz de otorgarte, por dudar de la persona que más quieres; **tú.**

Para que las cosas se den tienes que estar consciente de que sólo lo harás si te comprometes. Compromiso es: hacer que las cosas sucedan a pesar de las circunstancias, si tus circunstancias lo evitan, es que no estás comprometido, recuerda siempre que en la vida te reconocerán por tus pensamientos o por tus resultados, no hay más; es decir si no obtuviste resultados es que no quisiste realmente comprometerte. Los razonamientos negativos son solo excusas, tienes que manejar uno de los principios de liderazgo que dice:

"Si las cosas han de ser, depende de mi", cuando declaras que tendrás algo es porque sí lo tendrás. Recordemos en nuestra historia de México a personas comprometidas, un claro ejemplo lo fue Hernán Cortez, cuando se enteró que sus soldados planeaban regresarse a España, al ver que había muchos indios en México dispuestos a defender su terruño, eso le espantó, igual cuando se dieron cuenta que había muchas enfermedades desconocidas para ellos. Aparte de la diferencia del idioma, el tomó una decisión, él había venido a México a conquistarlo y a pesar de que era un católico ferviente, no pensaba regresar derrotado a su país, sin antes haber intentado todo de lo que fuera capaz. Así que para forzar a sus hombres a que se comprometieran al cien por ciento para lograr ese objetivo, mandó quemar las naves, de tal manera que conquistaban México ó lo conquistaban, pues no había forma de regresarse a su patria sin los barcos.

Otro ejemplo de compromiso fue el de Juan Escutia, uno de los Niños Héroes de Chapultepec, quien era un niño y a pesar de que era un cadetes de nuevo ingreso, que había ingresado al Colegio militar el nueve de septiembre y la toma del Castillo fue el trece de septiembre del mismo año, él sintió la obligación de evitar que el enemigo se apoderara de la bandera mexicana, ya que era su responsabilidad y compromiso defenderla, a tal grado lo sintió que prefirió morir envuelto en ella que entregarla al enemigo.

Si constantemente estás renunciando a lo que inicias, se te vuelve un hábito y cuando quieres intentar algo nuevo, automáticamente renuncias.

Te vuelvo a preguntar, qué es lo que quieres tú, cómo quieres que te recuerden; como una persona entusiasta, positiva, capaz de hacer la diferencia en su vida y en la de los demás, demostrando que sí se puede realizar lo que se desea, o en su defecto, quieres ser recordado como una persona que siempre los obstáculos le impidieron llegar a realizar sus planes, quedando la mayoría de sus sueños, sólo en la imaginación. O quieres ser una de las tantas personas que siempre vivirán en el "ya merito".

En este momento llega a mi mente uno de los primeros ejemplos que escuché, este nos habla del cómo debes visualizar tus metas o sueños: "Imagínate que vas manejando tu auto, a través del cristal estás viendo la carretera que te guiará a tu destino, si en lugar de visualizar el final de la carretera que es la meta a conseguir, le pones atención a los animalitos que se pegan en el cristal, qué crees que sucederá, claro; chocarás y no llegarás a tu destino. Cuando menos no lo harás en el tiempo que tenías programado. Debes entender que esos pequeños animalitos que se pegaban en el cristal son los pequeños o grandes obstáculos que has permitido te desenfoquen de lo que en realidad quieres.

CAPITULO IX

CIUDADANO

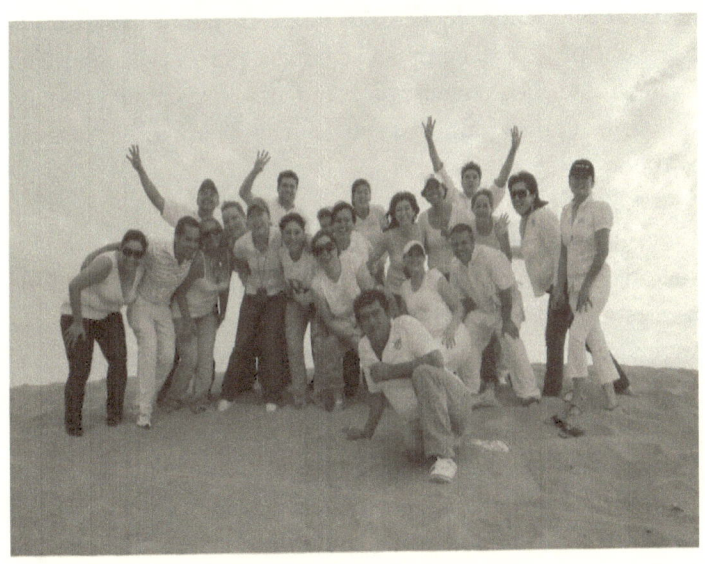

Qué difícil es ser un buen ciudadano, en ocasiones nos cuesta cumplir con los lineamientos de nuestra legislación y nos sentimos muy comprometidos o muy confusos a la hora de elegir a nuestros gobernantes, pues deseáramos que cuando llegasen al poder, traigan consigo una barita mágica para resolver todos, todos los problemas que en la comunidad nos aquejan. Siempre evitamos detenernos a considerar que son seres humanos como tú y como yo.

Que tienen sus limitaciones, son susceptibles a cometer errores y que están dispuestos a desempeñar de acuerdo a sus aptitudes y de la mejor manera posible, el puesto que les adjudicaron. Ellos aceptan ese reto a sabiendas de que serán juzgados y muy criticados por la sociedad, pues de antemano saben que dejarán una parte de sus vidas, para ayudar a resolver los problemas del pueblo. Se dicen muchas cosas de nuestros gobernantes, pero desde mi muy personal punto de vista, creo que se paga un precio muy alto por ocupar esos puestos, ya que conllevan una muy alta dosis de stress, de tantos sacrificios al tener que privarle el tiempo a su familia, pero a la vez también es justo que ellos tengan sus compensaciones, y una de ellas que tiene un gran valor para cualquier ser humano es sentirse con poder.

Qué es lo que tú quieres como ciudadano: una mejor colonia, una mejor ciudad, un mejor país, entonces dime qué estás haciendo para lograrlo. Soy testigo de que existen muchas personas que omiten votar cuando así se nos requiere, casi siempre se pretextan diciendo *"para qué si de todas formas hay tranzas, yo no soy político, que gane el que sea"* Pero ya que gana *"el que sea"*, gracias a sus abstencionismos, de ahí se dejan venir las oleadas de críticas por lo mal que se hacen las cosas. Quiero que desde tu punto de vista, analices qué estás haciendo, entérate que estás siendo observado por tus hijos y ellos están convencidos que lo que tú dices y haces es lo correcto, pues eres tú la máxima autoridad en el hogar, ya seas Madre o Padre, para tu familia siempre serás el líder, el guía.

Cómo es tu relación con los vecinos de la colonia o Fraccionamiento en donde vives, los saludas, platicas de vez en cuando con ellos, te interesas por sus cosas y saben que pueden contar contigo; en caso de que lo requirieras, sientes su confianza como para pedirles un favor, cuando menos a uno o dos de ellos, en caso de que lo necesites.

Hay fechas en las que se nota la unidad en las colonias, como en los días cercanos a la navidad, cuando en cada cuadra los vecinos se ponen de acuerdo para decorar el exterior de las casas, todos quieren que la cuadra se vea hermosa. Recuerdo cuando mis hijos eran chicos y organizábamos la posada del barrio. Cada casa aportaba una bolsa de dulces, cuidando que no se repitieran para que hubiese variedad para nuestros chicos. Contábamos a todos los niños que habitaban en cada casa, entonces juntábamos todos los dulces para meterlos en unas grandes y hermosas bolsas, y repartirlos en forma proporcional al número de niños del barrio. Antes de empezar la fiesta se repartían las bolsas familiares, ya que adentro contenían las bolsas de dulces para todos los niños de la casa, la Mamá se encargaba de entregarlas a sus hijos después de quebrar la piñata. Podíamos invitar a quien quisiéramos, siempre y cuando fuéramos responsables de agasajarlos con las mismas proporciones que les brindábamos a nuestras familias. En aquellas fechas mi solvencia económica era muy escasa como la de la mayoría de mis vecinas así que se pedía cooperación simbólica para arreglar la calle y comprar las piñatas, las vecinas sacaban de sus casas, mesas y sillas de los comedores, las colocábamos en el centro de la calle para que su familia y los invitados que hubiese llevado a la fiesta, se sentaran. Aquí salían a relucir las fortalezas de cada una de las participantes, por ejemplo, una de las vecinas tenía la paciencia y voluntad para enseñar a los niños a hacer coreografías y les enseñaba algunos bailables con canciones navideñas, ella se encargaba de eso. A mi me gustaba organizar y coordinar, me encargaba de cuidar todos los detalles de los festejos, empezábamos un poquito antes del anochecer, gracias a que uno de mis vecinos era y es Ministro en la eucaristía de nuestra Parroquia y sabe tocar guitarra, siempre nos amenizaba aquellas noches, después rezábamos el rosario haciendo una rueda al centro de la calle, con las letanías comenzábamos el peregrinaje para pedir posada, siempre escogimos a muchachos del barrio para que se vistieran de José y María y que encabezaran el recorrido. De antemano sabían cuáles eran las casas que se visitarían, siempre se les enumeraban. Todos los chicos cantaban con los papelitos de la canción para pedir posada, en una mano para que pudieran leerlas, en la otra llevaban velitas o luces de bengala y reían encantados. Después cuando concluíamos con la posada, nos sentábamos para ver y disfrutar los bailables de los artistas exclusivos. Luego seguían las piñatas, gracias a que una de las vecinas se dedicaba a fabricarlas y ella siempre las donaba, les echábamos tantos dulces, que de verdad todos disfrutábamos cuando nos aventábamos al piso por los dulces y las mandarinas, como siempre a las mandarinas, no las quería nadie. Terminando de quebrar las piñatas cada Mamá entregaba las bolsitas de dulces a sus hijos e invitados y de ahí a la convivencia, cada familia sacaba su mesa (no había $$$$ para rentar), el menú siempre era el mismo "tamales" y cada quien compraba o hacía el sabor que prefería de acuerdo a los comensales esperados esa noche y la verdad como siempre pasa, los tamales o el champurrado de la vecina, se veían mejor que los nuestros, como había tanta confianza, siempre compartíamos nuestras viandas. Ahí estábamos todos; Papá, Mamá e hijos, a veces los abuelos y los tíos también. Todos estos festejos nos unieron muchísimo en el barrio y hasta la fecha después de casi treinta años seguimos llevando muy buenas relaciones. Después los hijos crecieron y las actividades personales de cada uno ya no permiten seguir con este acercamiento tan constante. A todos los vecinos nos queda la nostalgia de esos tiempos y cuando se da la oportunidad de volvernos a reunir aparece siempre ese tema que tanto nos unió y que formó parte de nuestras historias personales. Gracias a toda esta unión, nos ha quedado el firme apoyo que nos damos unos con otros en cualquier situación, una sólida confianza para poder disfrutar siempre juntos nuestras tristezas o nuestra alegrías. A lo largo de casi tres décadas nos hemos dado cuenta de que el cariño y la confianza siempre permanecerán entre nosotros y que cuando nos demos la oportunidad de buscarnos y reunirnos, siempre nos acogeremos gratamente.

Como ciudadano qué haces por tu ciudad, al preguntarte esto me viene otro recuerdo. En una ocasión que participé en un taller de liderazgo, donde practicamos esa parte que dice; "todo líder requiere de saber darse a los demás" recuerdo que ese día pasamos por una arboleda donde los jóvenes acostumbran a irse todas las noches para oír música y tomar cerveza. Siempre dejan tirados por todos lados los cartones vacíos, envolturas de frituras, bolsas de plástico, cajetillas, colillas de cigarro y cómo los botes se venden, jamás se veía uno tirado, siempre alguien se encargaba de juntarlos. Aunque hay botes de basura en esa área, aquello siempre era un verdadero basurero público. Ese día pasamos por la mañana y nos llamó la atención lo sucia que se veía esa área, que es tan hermosa por la arboleda que está ahí, la sombra da confort a muchas familias que asisten todas las tardes a disfrutar de su belleza.

Al día siguiente cuando llegamos para continuar nuestra capacitación, realizamos algunas actividades y ejercicios, luego me sorprendí porque a cada uno de los participantes del curso le dieron una bolsa negra de plástico para la basura y se nos pidió que acudiéramos precisamente a esa arboleda para recoger toda la basura que ahí estuviera tirada. Esto fue una gran experiencia para mí, no me disgustó en lo absoluto. Me sentí tan útil y realizada, cuando al fin terminamos, vimos toda el área limpia y lo hicimos en tan poco tiempo entre todos. Llegamos ahí en varios carros, con mucho entusiasmo disfrutamos de todas las bromas que nos hacíamos, de las canciones que todos coreamos y así todo se hizo de una manera muy fácil, y natural. Ese día por requerimientos del encargado del Taller todos fuimos vestidos de blanco, entonces la gente que nos veía se nos quedaba viendo, se sorprendían, casualmente en ese día eran las elecciones, no recuerdo si para Gobernador o para Presidente de la República. Me llamó la atención una familia que estaba ahí, cuando uno de ellos me preguntó, "a qué partido pertenecen", sonreí y le conteste que ha ninguno, que lo que hacíamos se debía a que queríamos mucho a nuestra ciudad y que sólo deseamos darle la mejor imagen, contribuyendo con dar nuestro granito de arena, "vea que bonito está quedando", le dije, al mirar ellos se sorprendieron tanto, pero la verdad la más sorprendida resulté yo, porque de inmediato se motivaron, y tomaron unas bolsas negras, entrando en acción, apoyando nuestra labor, muy felices contribuyeron a levantar la basura también.

Cómo ves, tú eres parte de la solución de todo lo que pasa a tu alrededor, y la verdad es muy confortable ver que eres capaz de dar lo mejor de ti para los demás, sin esperar nada a cambio, cuando se hace, sientes el gozo del servicio. Aun recuerdo que en uno de esos Talleres un día me preguntaron qué podría hacer por mi comunidad, de inmediato en mi mente se fijo la imagen, vi mi cuadra con todas las guarniciones de las banquetas pintadas de blanco, de esa manera se veía tan limpia y ordenada.

Cuidado con lo que pienses, porque de ti depende hacerlo realidad, esta otra realidad quiero compartirla como otra experiencia; estaba muy cerca el primero de mayo, fecha en la que en México celebramos el "Día del Trabajo", compre una cubeta de pintura de las más baratas y me organicé con mis hijos y con sus amigos para que pintáramos todas las guarniciones de la cuadra, y aprovechando, pintar también las bases de los árboles, de color blanco. Cuando terminamos todos nos embelesamos en la contemplación, se veía tan hermosa nuestra cuadra y a pesar de que a algunos vecinos no les pedimos permiso para pintar sus árboles y guarniciones porque no estaban, cuando llegaron y vieron nuestra obra les dio tanto gusto lo que hicimos. nos los agradecieron efusivamente, creo que fue una muy buena manera de festejar el día del trabajo, de eso ya han pasado dos años y no lo hemos vuelto a repetir. Creo que me estoy tardando, me gusta mirar mi cuadra y mi ciudad limpia, yo quiero que se diga que en Los Mochis, hay una colonia que cuando se conmemora el "Día del Trabajo", los vecinos se unen para festejarlo haciendo algo especial: darle belleza y limpieza a su cuadra. Te gusta, entonces dime. Qué es lo que tú quieres.

CAPITULO X

AMIGO(A)

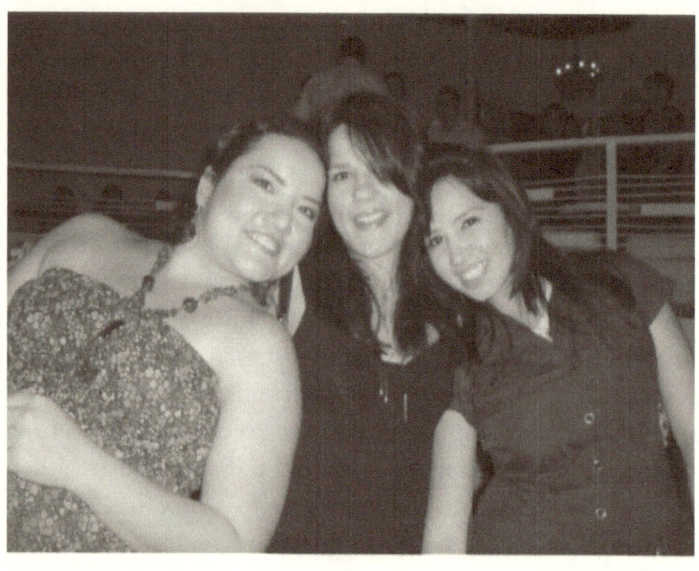

Hay una frase que me encanta por lo que dice "Amigo es el hermano que uno escoge".

La verdad estoy de acuerdo con ello, puedes pasar por la vida en contacto con muchas personas con las que convives a diario, puedes llamarles compañeros de trabajo, del grupo de oración, Equipo, de tareas, en las jugadas, de enseñanzas especiales, vecinos, pero amigo es aquel que estés o no estés presente, no altera su cariño, su confianza y respeto hacia ti, es aquel que no necesita que le llames, siempre estará ahí cuando requieras de su apoyo, es el primero que llega cuando pierdes a un ser querido y te ofrece su hombro para consolarte, es el que se atreve a decirte la verdad cuando estas fallando, con la intención de que seas siempre una mejor persona, es quien siempre espera que seas feliz, se alegra de tus éxitos y está dispuesto a compartir lo más importante que tiene todo ser humano; su tiempo, es quien llora contigo, te platica esas cosas que sólo tú sabes de él, es quien te pide apoyo, quien no habla mal de ti, quien te retroalimenta en tus debilidades, quien alaba tus fortalezas, quien se siente orgulloso de ti. Es entonces cuando te das cuenta de que te sobrarán dedos de las manos cuando quieres contar cuántos amigos tienes, realmente. Con cuántos amigos cuentas, son escasos, por lo mismo son valiosos, no importa ni la distancia ni el tiempo, ni donde estén. Siempre permanecen y saben pueden contar contigo, y que tú cuentas con ellos. No lo supones, te lo han demostrado, pueden pasar años, pero el día que lo buscas, siempre están ahí con una sonrisa, dispuestos a darte un abrazo, una asesoría, un apapacho o un regaño si eso es lo que necesitas en ese momento. Difícilmente puedes encontrarlos, son como se dice vulgarmente "garbanzos de a libra", yo tengo la dicha de poder recordar a dos grandes amigas, Maricruz, mi querida comadre a quien la conozco desde antes de ponerme de novia como te lo conté en los capítulos pasados. Ella es una gran persona y la puedo considerar mi Hermana de corazón, hemos vivido en distintas ciudades, te diré que a veces pasan meses o años, en los cuales nos enrolamos por diferentes actividades diarias, nos desconectamos, pero sabemos que ahí estamos; en las fechas muy especiales para ambas siempre nos buscamos. Otra gran amiga es Clariza, ella fue mi vecina y amiga muy querida en mi etapa de la primaria, debido a la muerte de mi Mamá tuve que irme a vivir a casa de unos tíos, dejamos de vernos y fue hasta que trabajé en la Administración Fiscal que coincidimos nuevamente. Nunca olvidaré que cuando competí para "Señorita Cincuentenario" ella fue quien me dio el primer abrazo de felicitación, luego me mudé de trabajo, al IMSS. Perdimos contacto y supe que ella se casó con un gran hombre a quien recuerdo con mucho cariño también. Hace unos meses tuve una grata sorpresa a través de Facebook, no sé cómo lo logró, pero Ella, mi amiga me encontró después de más de treinta años de no vernos, para mí significo una gran felicidad este reencuentro, ahora sé que ella vive en Ensenada y en ocasiones nos escribimos mails, o nos hablamos por teléfono. Que increíble fue nuestro reencuentro, se convirtió en un gran gozo para ambas. También puedo considerar como mi hermana a mi prima Carmen, que vive en Nuevo Laredo, no nos hablamos muy seguido, pero, tenemos una gran confianza y cariño que nos hace necesitarnos, sabernos correspondidas en nuestro cariño a pesar de la distancia,

Tengo un gran Hermano del alma, mi amigo Andrés, él actualmente radica en Guadalajara, y es de quien he aprendido muchas técnicas y enseñanzas de los diferentes negocios del mercadeo en red, hemos tenido la oportunidad de emprender juntos varios negocios en esta área. Es una persona muy sencilla, sabe darse a los demás, es un ser humano extraordinario y a lo largo de estos años se ha ganado mi admiración y respeto. Entonces reflexiono y me pregunto, quiénes son mis amigos en Los Mochis . . . mis hijos, realmente entre todos nosotros la comunicación fluye, saben todo de mí y es increíble, pero, a veces mis hijas, sobre todo las mayores son las que me hacen poner los pies en la tierra y llegar a la conclusión de que ellas son mis mejores amigas. Las tengo en casa, tal vez esa sea la razón por la cual no he necesitado tanto encontrar o descubrir a una muy buena amiga aquí en Los Mochis. Quiero a muchísimas personas con las cuales he pasado etapas muy agradables de mi vida, pero reconozco que contando con el amor y la gran amistad de mis cuatro hijos, me hacen falta los otros cuatro amigos que definitivamente han dejado una huella muy profunda en mí. Si realmente tienes un amigo que valores como tal, cuídalo, entiéndelo, corrígelo y ámalo. No dejes que la confianza en la amistad te prive de decirle cuando esté equivocado que está mal, no te debes cegar a tal manera que te sacrifiques y no le digas tu verdad, cuando lo veas cometer un error, dile lo que piensas con respeto y de buena manera, si realmente es tu amigo-hermano, te entenderá, lo comprenderá y lo apreciará siempre.

Los verdaderos amigos son difíciles de encontrar, fáciles de querer e imposibles de olvidar.

CONCLUSION

Antes de despedirme, quiero transcribirte un mensaje que recibí de Francisco Trejo, que a su vez se lo compartió su amigo Uinic Cervantes:

Muchas personas quieren tener lo que no tienen, atesoran lo que han perdido y viven recordando sus logros pasados, como si hacerlo te volviera más exitoso en el presente.

El estudiante, quisiera ser grande para independizarse de sus padres y "comprarse sus cosas", el casado, quisiera volver a estar solo para tener menos responsabilidades y volver a preocuparse únicamente por él, el soltero, quisiera casarse para sentirse importante al tener una familia por la cual hacerse responsable, el desempleado, busca un empleo para no sentirse inútil, el empleado busca un negocio para no sentirse usado, el autoempleado busca liberarse de su negocio porque lo absorbe y no le deja tiempo para vivir.

Sin lugar a dudas es muy fácil quejarte de lo que te falta o de lo que dejaste de tener ahora que ya eres casado/independiente/estudiante/desempleado/empleado/etcétera . . . el punto es que nunca vas a tener lo que quieres, si sólo te quejas, al contrario, tendrás más de lo que no quieres . . .

Un primer paso seria **reconocer y agradecer** lo que ahora tienes . . . comienza por eso y verás cómo el panorama se ve . . . mejor.

Incluso si te peleas con tu pareja o con tus padres o estás deprimido por no tener dinero, o porque las deudas te comen o porque no le encuentras sentido a tu vida . . . incluso en esos casos PUEDES AGRADECER.

Libérate, soltarlo es un segundo paso, déjaselo a Dios, la divinidad, el Creador, o en quien tú creas, pero **suéltalo**, no lo cargues más, **no te pertenece**. Incluso si no crees en nada de lo anterior, S-U-E-L-TA-L-O!, . . . S-U-E-L-TA-L-O! Déjalo, tíralo, bótalo, no lo cargues más.

Regálate 5 minutos y habla con ese ser superior, entrégale todo lo que te pesa y suéltate.

EL CONTROL, esta bien levantarte por las mañanas con una sonrisa, agradeciendo a la vida por un nuevo día y también esta bien que te tomes cinco minutos al día para orar y hablar con Dios (o en la imagen que tengas de alguien ó superior), pero, si no tomas el control de tus resultados **seguirás en el hoyo,** te seguirás quejando día tras día, año tras año, hasta que dejes de existir en esta dimensión.

Hazle un favor al mundo, **No desperdicies tu vida**, CREA TU VIDA en cada momento, cada minuto . . . carga papel y pluma, carga una grabadora de voz o vídeo, sorpréndete en tus momentos creativos y plásmalos en papel, **las buenas ideas que no se apuntan ¡se van con el aire!**

El objetivo real por el que venimos a este mundo es para dejarlo mejor de como lo encontramos, NO es para acumular riquezas a lo tonto sino por crear un mundo mejor de como lo encontraste . . . **es para vivir una vida que valga la pena ser vivida,** para que al final de tus días la gente te recuerde como ese personaje que cambió sus vidas, que les dio luz y alegría.

Antes de quejarte de lo que no tienes o de lo que te falta, de la vida que "te toco vivir" pregúntate, qué estoy haciendo para dejar este mundo mejor de como lo encontré, qué va a decir de mí la gente cuando ya no esté en este mundo, ¿estoy siendo el ejemplo que quiero ser?

El gobierno, tu familia, tus socios, tu pareja no se va a hacer responsable por ti, **¡hazlo tú!!** Deja de quejarte, agradece lo que tienes, suelta lo que no te pertenece y toma el control de tu vida, es la única forma en la que vas a crear tu vida y crear un mundo mejor.

Te recuerdo los tres pasos:

1. Reconocer y agradecer lo que ahora tienes
2. Liberarte
3. Tomar el control

Espero que con estas pequeñas reflexiones en las diferentes áreas de tu vida, haya podido aportar algo, para ayudarte a descubrir, qué es lo que tú quieres lograr, en las diferentes facetas que como ser humano, te toca desempeñar cada día que pasa.

Y sólo quiero recordarte una vez más que eres un ser lleno de luz, que fue creado para dar y recibir amor, para que a lo largo de su vida encuentre la felicidad, que siempre esté pendiente de sus emociones y no desfallezca en los momentos de debilidad, estando conciente de que nuestro creador está al pendiente de las necesidades que puedan atravesarse por tu vida, para ponerte cerca o dentro de ti la solución, para que encuentres lo más maravilloso que cualquier ser humano puede desear tener: **Paz.**

El éxito está al alcance de tu mano, no descartes la idea de seguir siempre en la búsqueda de cualquier cosa que puedas desear o soñar, recuerda que naciste para triunfar y todo lo puedes conseguir, si estas dispuesto a pagar por ello el precio de la persistencia y disciplina, repitiéndolo constantemente. Te recuerdo una de las virtudes más grandes que existen; es la fe, así que sólo tienes que creer firmemente que eres capaz de lograr lo que te propongas, hazlo con mucha fe y lo lograrás.

A mis hijos los crié haciéndoles ver que son poderosos y que la frase "**no puedo**" no debe de existir en el léxico de su pensamiento, te invito a que consideres incluirla en el tuyo y el de tu familia. Podrá haber tiempos difíciles, para cada cosa ó situación que se te presente, existen más de cien formas de hacerlas, de una manera diferente, vuelve a intentarlo nuevamente, hazlo tantas veces, hasta que estés convencido(a) que encontraste la solución a tu cuestionamiento o inquietud.

La vida está llena de oportunidades, pero, recuerda, son un blanco móvil que a veces pasan tan rápido que no las alcanzamos a ver, busca y encuentra dentro de ti cuáles son los detonantes que te harán despegar hacia la búsqueda, ya que lo sepas, no claudiques. Es bien cierto que una larga caminata se inicia con el primer paso, pero, tú no eres de los que se quedan a la mitad, tú eres un(a) Campeón(a), la meta está ahí esperando, el universo requiere de seres humanos como tú, emprendedores, audaces, atrevidos, con visión, preocupados por su entorno, deseosos de que la ciudad donde te encuentres en este momento, sea el centro de atención de hechos positivos y trascendentales. Tú puedes hacer la diferencia, necesitas empezar por el número uno de tu vida que eres tú, siéntete orgulloso de ti y de tus logros, vive pendiente de las alertas y hazte consciente de cada momento. Te daré un tip: en tu celular programa la alarma cada veinte minutos, de una manera suave, que no sea estridente, cada vez que suene has conciencia de dónde estás, porque estás ahí y para qué. Te darás cuenta y pon atención en ello, ¿estás respirando? En este momento de tu vida, ¿hay comida en tu refrigerador; cuántos no la tienen, tienes una casa, es mejor que las que hay en las orillas de la ciudad, tienes paz en tu corazón, ¿si o no?, es tu vida, tú eliges cómo la vives: valorando lo que actualmente posees o angustiándote por lo que careces.

Te deseo el mejor de los éxitos . . . la abundancia existe y fue creada para ti, ¡búscala!

Para ti, con amor

Lulú Ramírez